AF314671

ABRÉGÉ
D'ANTHROPOGRAPHIE,

OU

DESCRIPTION EXACTE

DE TOUTES LES PARTIES EXTÉRIEURES

DU CORPS HUMAIN;

AVEC UN

DICTIONNAIRE

Des Mots techniques et des Noms propres ou
d'Auteurs qui y sont employés.

Voyez l'Avis qui est à la fin de ce Traité et l'Errata qui suit le Dictionnaire. *Dans l'Errata se trouvent quelques remarques néographiques qui pourront être utiles aux Grammairiens et aux Lexicographes.*

ABRÉGÉ
D'ANTHROPOGRAPHIE,
OU
DESCRIPTION EXACTE
DE TOUTES LES PARTIES EXTÉRIEURES
DU CORPS HUMAIN;

Avec un Dictionnaire des mots techniques et des noms propres ou d'Auteurs qui y sont employés.

Ouvrage élémentaire à la portée de tout le monde, destiné à l'instruction des jeunes personnes de l'un et de l'autre sexe, et renfermant tout ce qu'il faut savoir de cette science dans l'usage ordinaire de la vie civile.

Par G. TARENNE.

L'Economie animale aura bientôt autant d'anatomistes qu'il y aura d'hommes.

LE CAT, *Discours sur l'Anatomie.*

Prix : 1 fr. 60 cent. broché, pour Paris, et 2 fr. pour les départemens, franc de port.

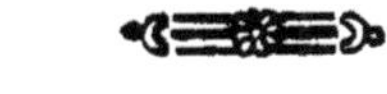

A PARIS,
Se vend chez

DESENNE, libraire, palais Égalité, n°. 2.

GAYANT, imprimeur, rue de la Vieille-Draperie, au théâtre de la Cité, n°. 28.

CROULLEBOIS, libraire, rue des Mathurins, n°. 398.

AN VIII.

ABRÉGÉ

D'ANTHROPOGRAPHIE,

OU

DESCRIPTION EXACTE

DE TOUTES LES PARTIES EXTÉRIEURES

DU CORPS HUMAIN.

INTRODUCTION.

Développer la nature des différentes parties du corps humain; indiquer les liaisons et les rapports que ces parties ont entr'elles; décrire l'organisation, le jeu, les fonctions des fluides et des masses qu'elles renferment ou qu'elles composent; faire enfin l'histoire de l'homme

A 2

physique animé : ce serait le plan d'une physiologie complette. Ici , nous proposant moins d'acquérir de la célébrité que d'être utile à la jeunesse , nous ne traitons que d'une partie de la physiologie , ou plutôt nous ne donnons qu'un abrégé d'Anthropographie ; c'est-à-dire, une description pure et simple des parties extérieures du corps de l'homme.

S'il nous arrive de nous engager , par fois , dans quelques dissertations sur l'économie animale ou sur les lois connues qui déterminent l'exécution des principales fonctions de ces parties extérieures , nous promettons de le faire toujours avec un extrême ménagement , et avec la plus grande circonspection.

Du Corps humain en général.

Le Corps humain est une machine composée d'une charpente osseuse, de canaux sans nombre, de liqueurs de différentes espèces, et d'une quantité prodigieuse de filets imperceptibles, nommés fibres simples ou élémentaires, et fibres organiques.

Les anciens appelaient l'homme *Microcosme*

ou petit monde, à cause de l'analogie qu'ils trouvaient entre son organisation et celle de la terre, qu'ils nommaient *Macrocosme* ou grand monde.

Sénèque le philosophe nous apprend que ce fut la conformité que les anciens crûrent remarquer entre l'intérieur du globe et l'intérieur du corps humain, qui les porta à faire usage de l'expression de *veine d'eau*, comme on dit *veine de sang*.

PROPORTIONS DU CORPS HUMAIN.

L'HOMME, pour être bien proportionné, doit avoir, de hauteur, huit fois la longueur de sa tête. Lorsque ses bras sont étendus en ligne droite ou en croix, la distance qui se trouve depuis l'extrémité du grand doigt de l'une des mains jusqu'à l'extrémité du grand doigt de l'autre main, doit être égale à toute la hauteur du corps, à compter du sommet de la tête jusqu'à la plante des pieds.

Le préjugé veut qu'un homme bien fait ait les épaules larges et quarrées, les muscles fortement exprimés, et les traits du visage réguliers, nobles et bien caractérisés. Cependant trop d'expression ferait sûrement disparaître le beau, et l'on doit dire d'un Hercule, que c'est un homme vigoureux, mais non pas un bel homme.

Quant au corps de la femme, quoique les proportions soient à-peu-près les mêmes que celles de l'homme, tout doit y être beaucoup plus délicat et plus adouci ; la blancheur de la peau semble être, pour notre climat, la couleur la plus favorable à sa beauté.

DIVISION DE L'OUVRAGE.

ON divise assez généralement le Corps humain, en Tête, en Tronc, et en Extrémités. La Tête se subdivise en Partie chévelue et en Face ou Visage ; le Tronc, en Cou et en Corps proprement dit ; et les Extrémités, en deux Extrémités supérieures ou les Bras, et en deux Extrémités inférieures ou les Jambes.

Toutes ces différentes parties sont recouvertes de la peau, qui est un composé de trois membranes différentes, que les anatomistes ont accoutumé de nommer les Tégumens communs,

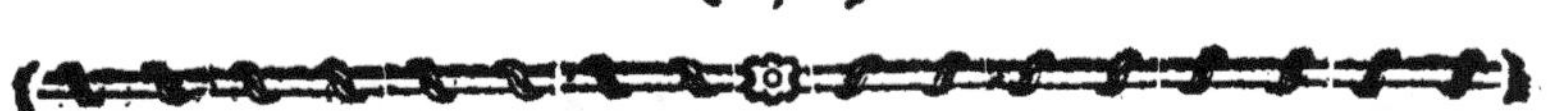

CHAPITRE PREMIER.

DE LA TÊTE.

Lа Tête est la partie la plus élevée du corps humain. La manière dont on la divise est absolument arbitraire. Mais la plus naturelle et la plus suivie, est de la distinguer, comme nous venons de le dire, en Partie chevelue et en Face ou Visage.

ARTICLE PREMIER.

De la Partie chevelue.

La Partie chevelue de la tête comprend tout ce qu'on nomme communément les Cheveux, et assez vulgairement la Tête. Sa partie supérieure porte le nom de Sommet ; ses côtés, celui de Tempes ; et toute la partie postérieure et inférieure, celui d'Occiput.

On remarque quelquefois à la portion moyenne du Sommet de la tête, un peu au-dessus de la racine des cheveux, un petit trou d'une forme assez semblable à celle d'un lozange. Ce trou, toujours couvert d'une membrane qui en ferme l'ouverture, se nomme la Fontanelle; c'est-à-dire, la petite fontaine. Mais cet espace membraneux ne se rencontre guère que dans les enfans; il disparaît ou est entièrement ossifié lorsqu'ils ont atteint l'âge de deux ou trois ans.

Les os du Sommet de la tête, des Tempes, de l'Occiput et du Front, composent ensemble ce qu'on nomme le Crâne. Ils comprennent tout l'extérieur du coffre dans lequel est renfermée la substance moëlleuse qu'on désigne, en général, sous le nom de Cervelle ou de Cerveau.

La Cervelle est une des principales parties du mécanisme animal; elle en est aussi la partie la plus délicate et la plus sensible. La moindre compression de sa substance serait, en bien des cas, capable d'occasionner la mort. Aussi la Nature prévoyante l'a-t-elle recouverte d'os très-étroitement unis ensemble et extrêmement durs, enveloppés eux-mêmes de tégumens fort épais, et d'une grande quantité de cheveux, pour la fortifier contre les chûtes, ou tout autre accident. « Le Cerveau (dit Winslow) peut être » considéré comme l'organe des organes, c'est- » à-dire, comme le premier mobile de toute » l'économie animale, ou comme l'instrument » sans la coopération duquel tous les autres » instrumens du corps ne seraient susceptibles » d'aucun mouvement vital, ni d'aucune sen- » sation. » C'est que nos mouvemens et nos diverses sensations n'ont lieu que par le moyen des nerfs, et que ceux-ci, répandus dans tout notre corps, par une infinité de ramifications et de filets plus ou moins imperceptibles, abou- tissent tous au Cerveau, comme à une base ou à un principe commun.

Il ne sera pas inutile de savoir que, sous le nom de Cervelle ou de Cerveau, l'on comprend généralement : le Cerveau proprement dit, qui occupe toute la partie supérieure et anté- rieure de la tête ; le Cervelet, qui en occupe la partie postérieure et inférieure ; et la Moëlle- allongée, qui se trouve dans la partie moyenne intérieure et inférieure du crâne. Quelques auteurs célèbres prétendent que le Cerveau proprement dit, est beaucoup plus petit dans les hommes d'un esprit ordinaire, et sur-tout dans les imbécilles, que dans les hommes de génie.

Les Cheveux sont, de tous les poils qui croissent sur la surface du corps humain, ceux qui deviennent naturellement les plus longs, et peut-être aussi les plus gros.

En général, quelles que soient la longueur, la grosseur et la consistance des poils, ils sont tous considérés comme des espèces de plantes ou de joncs qui croissent de l'intérieur de la peau. On remarque à chacun d'eux une tige, qui en est la partie extérieure ou apparente, et une racine, qui en est la base ou la partie enfermée dans l'épaisseur de la peau. Cette racine se nomme aussi la Bulbe ou l'Oignon du poil. Cet oignon, examiné à la loupe, est ordinairement ovale, d'une substance gluti-neuse et sanguinolente, et recouvert d'une tunique qui l'embrasse étroitement aussi-bien que la tige dans toute sa longueur. Ses racines, en certains endroits, pénètrent sensiblement, par le moyen de petits filets très-déliés, jusques dans la graisse, dont le poil se nourrit. Il n'y a que le dedans des mains et le dessous des pieds qui n'aient point de poil. Ceux qui croissent sur la tête sont les seuls qui ont reçu des noms particuliers; les autres se nomment tout simplement Poils. Nous parlerons des uns et des autres, en traitant des parties sur lesquelles ils sont implantés. Tous les poils sont assez ordinairement d'une même couleur, dans un même sujet; cependant il arrive quelquefois le contraire. On croit que leur couleur provient de la qualité de la substance qui les nourrit. Ils deviennent toujours blancs dans un âge avancé. On voit aussi qu'ils se bifurquent quelquefois à leur extrêmité; c'est qu'alors ils se dessèchent et dépérissent. Plusieurs causes, qu'il est inutile d'exposer ici, peuvent occasionner cette sorte de maladie. En général, c'est une marque d'épuisement. Le même effet a lieu très-souvent, lorsqu'on arrache un poil et qu'on le laisse sécher.

ARTICLE SECOND.

De la Face ou du Visage.

La Face ou le Visage comprend toute la partie de la tête qui n'est point couverte de cheveux. C'est dans cette partie que se trouve le siège des organes de la vue, de l'odorat, du goût et de l'ouie.

On y remarque le Front, les Yeux, les Paupières, les Sourcils, le Nez, la Bouche, le Menton, les Joues et les Oreilles.

§. I.

Du Front.

Le Front est la partie supérieure du visage, comprise entre la racine des cheveux du devant de la tête, les deux tempes et les sourcils. La peau du Front a deux mouvemens, l'un dans sa hauteur ou de haut en bas, et l'autre dans sa largeur ou d'une tempe à l'autre. Ces deux sortes de mouvemens se remarquent principalement à sa partie moyenne qu'on nomme le

Milieu du Front. Dans la première sorte de mouvement, on voit des lignes transversales qui, dans un âge avancé, deviennent naturelles, et se nomment les Rides du Front. L'autre sorte de mouvement fait paraître des plis irrégulièrement verticaux, les sourcils se ridant et se rapprochant alors par un mouvement qui leur est particulier, et qu'on nomme, à cause de cela, le Froncement des sourcils.

§. I I.

Des Yeux.

Les Yeux, organes de la vue, sont deux espèces de globes ou de sphéroïdes situés au bas du front, de chaque côté du nez, dans deux cavités osseuses, en quelque sorte pyramidales, qu'on nomme les Orbites. Toutes proportions gardées, il n'y a point d'animal où les Yeux soient plus près l'un de l'autre que dans l'homme. Chacun sait assez qu'il y a des animaux en qui cette distance est si considérable, qu'il leur est impossible de voir le même objet des deux Yeux à-la-fois. Cependant

Il y en a quelques-uns qui ont les Yeux placés à-peu-près de la même manière que l'homme : tels sont les singes, etc.

La partie antérieure et extérieure du globe de l'œil a divers noms qu'il est important de connaître. On y distingue la Pupille ou Prunelle, l'Iris, la Cornée transparente, la Sclérotique ou Cornée opaque, et la Conjonctive. Quant à sa partie postérieure, comme elle n'est point visible, nous nous contenterons de dire qu'elle communique au cerveau, par le moyen d'une espèce de pédicule assez considérable, qu'on nomme le Nerf optique.

La Prunelle ou le Centre de l'œil est une ouverture circulaire, pleine d'une humeur aqueuse, derrière laquelle ou dans laquelle se trouve un petit corps lenticulaire d'une substancce transparente comme du cristal, ce qui lui a fait donner le nom de Cristallin. La Prunelle n'a point de grandeur fixe et déterminée, comme on pourrait le croire. Dans l'obscurité elle s'élargit, parce qu'elle a besoin d'embrasser un plus grand nombre de rayons lumineux, qui sont alors très-raréfiés. Dans le jour, elle se ressère plus ou moins , selon que les objets sont moins ou plus éloignés. En un mot, elle ne donne toujours passage qu'à la quantité de rayons nécessaires à la perception la plus distincte des objets considérés. On a observé qu'après la mort elle est ordinairement très-dilatée. Mais ce qui paraît mériter quelque attention , c'est que , pendant la vie , son mouvement de dilatation et de contraction est uniquement exécuté par la Nature , sans qu'il y ait de notre part le moindre jugement sensible.

L'Iris est la portion circulaire qui environne la prunelle , et qui paraît tout-à-la fois veloutée et teinte de différentes couleurs. C'est une petite peau ou membrane qui nage dans l'humeur aqueuse que renferme la prunelle. L'ouverture plus ou moins grande de la prunelle ne dépend donc absolument que des divers mouvemens de l'Iris. Lorsque cet anneau membraneux se dilate ou s'élargit , la prunelle se retrécit ; lorsque la prunelle, au contraire, est dans un état de dilatation , c'est que l'Iris se contracte ou se ressère , et qu'elle perd autant de sa largeur que la prunelle en acquiert en s'agrandissant. Cette espèce d'irritabité sera facile à apercevoir, si l'on se place devant un miroir, approchant plus ou moins de ses yeux un flambeau allumé.

La Cornée transparente, est une membrane très-délicate qui se trouve sur la prunelle et sur l'iris. Cette Cornée, qui forme une petite élévation au-dessus du globe de l'œil, est percée d'un très-grand nombre de pores imperceptibles, au travers desquels suinte continuellement une liqueur qui humecte le devant de l'œil, et qui s'évapore ensuite en totalité ou en grande partie. On a remarqué que c'est cette liqueur qui, aux approches de la mort, fait perdre aux yeux leur éclat naturel ; elle s'épaissit alors et se convertit en une espèce de croûte qni en couvre toute la surface.

La Sclérotique est la partie qu'on voit sur tout le reste de la convexité antérieure du globe de l'œil. On la nomme vulgairement le Blanc de l'œil. Cette membrane le couvre et l'enveloppe en entier, depuis le contour extérieur de l'iris, ou plutôt depuis le bord de la cornée transparente, jusqu'à l'insertion du nerf optique dont nous avons parlé plus haut. Les anciens la

croyaient

croyaient inséparable de la cornée transparente ; c'est pourquoi , voulant la distinguer de sa partie la plus antérieure , ils la nommèrent la Cornée opaque , nom qui lui est resté jusqu'à nos jours.

La Conjonctive est une membrane extrèmement mince qui recouvre toute la convexité antérieure du globe de l'œil , même la cornée transparente, et qui, se repliant ensuite sur elle-même, vient tapisser toute la surface interne des paupières. On la distingue en Conjonctive de l'œil, et en Conjonctive des paupières. Son usage semble être, et est sans doute , d'empêcher que les insectes ou les autres corps légers qui entrent souvent dans les yeux , ne pénètrent jusque dans l'orbite , et ne causent quelque dommage à l'organe de la vue. On trouve des auteurs qui , par le mot Conjonctive , veulent désigner la sclérotique ou le blanc de l'œil ; mais cette expression est évidemment peu exacte, puisque la Conjonctive de l'œil couvre , comme nous venons de le dire , non-seulement la sclérotique , mais encore l'iris et la prunelle , ou toute la cornée transparente.

B

§. I I I.

Des Paupières.

Les Paupières sont deux espèces de voiles mobiles , placés transversalement au-dessus et au-dessous de la convexité antérieure du globe de chaque œil. On les distingue en supérieures et en inférieures. Les endroits où elles se réunissent, se nomment les Angles des Paupières. L'Angle qui est du côté des tempes prend le nom d'Angle externe ou de Petit angle , et celui qui se trouve auprès du nez se nomme Angle interne ou Grand angle : les anatomistes les nomment plus particulièrement le petit et le grand Canthus. Les fonctions des Paupières sont d'absterger les yeux par leurs clignemens ou cillemens instantanés , et de les couvrir entièrement dans les tems de repos , pour empêcher qu'ils ne soient desséchés par l'action de l'air , ou incommodés par le grand nombre de corpuscules qui viendraient nécessairement s'y reposer.

Sous le nom de Paupières , on ne devrait entendre, rigoureusement parlant, que les voiles des yeux ; cependant on comprend sous cette dénomination toutes les parties qui les avoisinent, parce qu'elles semblent en dépendre. Ces parties sont : les Cils, la Glande lacrymale, les Tarses, la Caroncule lacrymale, le Repli semi-lunaire, les Trous lacrymaux, le Conduit lacrymal et le Sac lacrymal.

Les Cils sont les poils qui bordent la partie inférieure des paupières supérieures, et la partie supérieure des paupières inférieures. Ces rangées de poils ne sont pas d'une égale longueur. Les Cils des paupières inférieures sont toujours moins nombreux que ceux des paupières supérieures. Ceux-ci s'élèvent un peu et se courbent par en haut, les autres ont une direction opposée et se courbent par en bas. Les Cils ne sont pas toujours simples, c'est-à-dire, rangés exactement les uns à côté des autres. Ils sont quelquefois placés sans ordre, jusqu'à trois et quatre les uns au-dessus des autres. L'anatomie-comparée nous apprend qu'il n'y a que l'homme et le singe qui aient des Cils aux deux paupières à-la-fois ; les autres animaux n'en ont qu'aux paupières supérieures, ou n'en ont point du tout. Le principal usage des Cils est de garantir les yeux de tous les corps étrangers qui pourraient s'y introduire et leur être nuisibles , tels que la sueur , les insectes , la poussière , etc. La physique enseigne aussi qu'ils contribuent un peu à modérer les impressions de la lumière.

Du côté des tempes et sous la paupière supérieure , entre le globe de l'œil et la voûte de l'orbite, se trouve , dans un petit enfoncement de cet os , un amas de molécules blanchâtres ou de petites glandes conglomérées , qui , toutes réunies sous une même enveloppe , forment un corps ordinairement partagé en deux lobes et qu'on nomme la Glande lacrymale. Cette Glande sépare du sang , par le moyen de vaisseaux secrétoires , la lymphe ou l'humeur aqueuse lacrymale qui humecte sans cesse , et quelquefois si abondamment , toute la partie antérieure du globe de l'œil. Cette lymphe lacrymale passe au travers de la conjonctive de la paupière supérieure , par le moyen de six ou sept petits conduits excrétoires , dont l'orifice aboutit sur le bord inférieur et interne de cette paupière, un peu du côté du petit canthus de l'œil. C'est cette lymphe qui produit les larmes.

Les Tarses sont les bords plats des paupières sur la longueur desquels les cils se trouvent implantés. Quoique les paupières semblent s'appliquer exactement l'une sur l'autre, lorsqu'elles se rapprochent et que les yeux sont fermés, les Tarses ne se touchent pourtant jamais que par leur partie externe ou antérieure, et leur bord interne demeure toujours un peu écarté. Cette disposition des Tarses est telle, qu'il règne constamment une espèce de conduit triangulaire, depuis le petit canthus jusqu'au grand canthus de l'œil. C'est par le moyen de ce conduit que la lymphe lacrymale passe et circule librement, depuis les conduits excrétoires de la glande lacrymale, jusqu'à la caroncule lacrymale dont nous allons parler. Les Tarses servent aussi à tenir les paupières dans un état de tension qui les oblige à se mouvoir par-tout avec uniformité.

La Caroncule lacrymale est une petite masse rougeâtre, située dans le grand canthus ou angle interne des paupières. On découvre sur sa surface, à l'aide d'un microscope, quantité de petits poils très-fins, qu'on croit destinés à arrêter et à fixer, en cet endroit, toutes les humeurs et sérosités lacrymales , à mesure qu'elles y parviennent. C'est entre cette petite masse rougeâtre et le globe de l'œil que se trouve le petit pli en forme de croissant qu'on nomme le Repli semilunaire. Ce Repli est une portion de la conjonctive.

Entre la caroncule lacrymale et le repli semilunaire, se voit , tant à la paupière supérieure qu'à la paupière inférieure, une espèce de petit mamelon percé obliquement d'un trou presque imperceptible. Ces deux mamelons sont les Points ou les Trous lacrymaux. Ils sont les orifices de deux petits vaisseaux, qui vont se joindre intérieurement un peû au-delà de la caroncule, et qui ne font plus alors qu'un seul et même conduit de chaque côté du nez. Ces vaisseaux et ce conduit peuvent très-bien être conçus sous la forme d'un Y couché sur le côté, dont le pied aurait à-peu-près une ligne de longueur, et les branches environ deux lignes. Ils forment ensemble ce qu'on nomme le Conduit lacrymal. Ce Conduit aboutit à une espèce de petit sac ou réservoir oblong, nommé le Sac lacrymal. Ce Sac est situé entre l'œil et le nez, ou plutôt dans l'intérieur du nez. Il reçoit la sérosité qui passe de la surface de l'œil au travers des trous et des conduits lacrymaux, et il la décharge dans les narines et dans la bouche, d'où elle est ensuite rejetée au-dehors. Cela se voit, d'une manière assez sensible, dans certaines affections de l'âme, ou dans de fortes contractions et dilatations des yeux. Alors, la glande lacrymale étant violemment comprimée, la lymphe lacrymale en découle en grande abondance, et, quoiqu'il y ait une partie considérable de cette lymphe qui tombe goutte à goutte en larmes sur les joues, il ne laisse pas d'y en avoir encore une assez grande quantité qui passe au travers des trous lacrymaux et qui va se rendre dans le Sac lacrymal. Aussi voit-on qu'en ces sortes de circonstances, les narines paraissent enflées et sont toujours plus chargées qu'à l'ordinaire ; la salive devient aussi beaucoup plus abondante. Mais, puisque les trous lacrymaux sont situés exactement l'un vis-à-vis de l'autre, et que les tarses, comme il a été dit, forment un canal triangulaire par le moyen duquel les humeurs lacrymales sont toutes portées vers la caroncule, il est évident que, dans quelque circonstance que ce soit , plus le cillement des yeux d'une personne est réitéré , et plus la lymphe lacrymale ou l'humeur des larmes doit être chassée avec force vers la caroncule jusque dans le Sac lacrymal.

§. I V

Des Sourcils.

LES Sourcils , ainsi nommés, parce qu'ils se trouvent placés sur les cils, sont deux rangées de poils qui sont situées au-dessus des orbites , et qui s'étendent depuis la partie supérieure du nez jusqu'aux tempes. Leur extrémité, du côté du nez, prend le nom de Tête du Sourcil , et leur extrémité opposée celui de Queue du Sourcil. Les racines des poils qui les composent étant toujours tournées du côté du nez, et leurs pointes du côté des tempes , cela leur donne une obliquité qui répond assez exactement à la courbure des arcades supérieures des orbites. La couleur des Sourcils est presque toujours semblable à celle des cheveux. Quoique leur usage ne soit pas parfaitement connu, il est certain qu'ils garantissent les yeux de la sueur qui découle souvent de la partie supérieure de la tête. Ils servent peut-être aussi, beaucoup plus que les cils, à modérer l'impression des rayons de lumière, sur-tout lorsqu'ils se froncent et qu'ils s'abaissent sur le devant des yeux.

Les petits poils qui croissent entre les deux Sourcils, à la partie supérieure du nez, et qui se trouvent quelquefois en assez grand nombre dans certains sujets, se nomment la Taroupe. Il faut la considérer comme une extension des Sourcils.

§. V.

Du Nez.

LE Nez, organe de l'odorat et de la respiration, est la partie éminente qui va depuis le bas du front jusqu'au commencement ou au sommet de la lèvre supérieure.

Ses principales parties externes sont : le Sommet ou la Racine du Nez, laquelle est située entre les deux yeux, précisément à l'origine de la taroupe ; le Dos ou l'Epine du Nez, qui en est la partie la plus élevée, et qui va depuis la taroupe jusqu'à l'extrémité inférieure du Nez;

le Bout ou le Globe du Nez, qui est cette extrémité inférieure, plus ou moins arrondie selon
les sujets ; les Narines externes ou tout simplement les Narines, qui sont les deux ouvertures
externes du Nez ; la Cloison ou la Sous-cloison
du Nez, qui est la séparation qu'on voit entre
les deux narines externes, et qui unit le bout
du Nez avec la lèvre supérieure ; les Aîles du
Nez, qui en sont les deux portions latérales inférieures, qu'on voit sous la forme de deux
petits globes ou de deux segmens sphériques ;
enfin les Côtés du Nez, qui s'étendent depuis
les aîles du Nez, jusqu'à sa racine et à l'angle
interne de chaque œil.

Le Nez est non-seulement l'organe de l'odorat
et de la respiration, mais il contribue aussi
beaucoup au retentissement de la voix. Comme
on le sait, il sert encore de conduit aux humeurs
excrémentielles ou au Mucus qui en découle,
et dont nous excitons la sortie par les efforts que
nous faisons en nous mouchant. « On remarque,
» (dit le philosophe le plus éloquent de notre
» siècle, dans son *Émile*,) que l'odorat est de
» tous les sens celui qui se développe le plus

» tard dans les enfans. Jusqu'à l'âge de deux ou
» trois ans, on ne voit pas qu'ils soient sensi-
» bles, ni aux bonnes, ni aux mauvaises odeurs :
» ils ont à cet égard l'indifférence ou plutôt
» l'insensibilité de plusieurs animaux. « Il ne faut
qu'observer les enfans jusqu'à l'âge de l'adolescence, et même au-delà, pour être convaincu
de cette vérité.

§. VI.

De la Bouche.

LA Bouche, organe du goût, de la respiration et de la voix, est toute la cavité comprise entre les deux mâchoires qui la forment,
et qu'on distingue en Mâchoire supérieure et
en Mâchoire inférieure. Les différentes parties de
la Bouche sont : les Lèvres, les Gencives, les
Dents, la Langue, le Palais, le Voile ou la
Cloison du palais, les Piliers de la cloison du
palais, la Luette, la Membrane qui tapisse toute
la cavité de la bouche, le Pharynx et le Larynx.

Les Lèvres sont les parties charnues ou mus-
culeuses qui ferment l'entrée de la bouche. Elles

se divisent en Lèvre supérieure et en Lèvre inférieure. Quoique les Lèvres s'étendent à-peu-
près sur toutes les dents, néanmoins, dans
l'usage ordinaire, on donne particulièrement ce
nom, et en même-tems celui de Bord des Lèvres,
à la partie de l'ouverture de la bouche qui paraît
extérieurement d'un rouge vermeil ou incarnat,
et qui est recouverte d'une pellicule d'un tissu extrêmement délicat. On distingue dans les Lèvres :
les deux Commissures, qui sont les angles qu'elles
forment à leurs points de réunion, tant à droite
qu'à gauche ; la Fossette de la Lèvre supérieure
ou le Philtre, qui est la petite cavité extérieure
qu'on voit descendre en forme de gouttière,
depuis la sous-cloison des narines jusqu'au bord
antérieur de la Lèvre supérieure ; les Moustaches,
qui sont les poils qu'on remarque de chaque
côté du philtre dans le sexe masculin, peu de
tems après l'âge de puberté ; la Base de la Lèvre
inférieure, qui est le pli transversal ou l'enfoncement situé sous cette Lèvre, et qui la sépare
du menton ; et enfin les Freins des Lèvres, qui
sont les espèces de filets ou de petites brides
qu'on observe à la partie mitoyenne et interne

tant de la Lèvre supérieure que de la Lèvre inférieure : les Freins des Lèvres semblent partir des gencives, immédiatement entre l'intervalle des deux dents les plus antérieures de chacune des deux mâchoires.

Les Gencives sont un tissu coriace et rougeâtre qui couvre les faces externe et interne du bord des mâchoires ; elles se voient dans l'intérieur de la bouche par-tout où les dents sont enchassées. Le principal usage des Gencives est d'environner le collet de chaque dent, et de s'y attacher assez intimement pour les contenir toutes dans leurs trous ou alvéoles respectives. Les Gencives ont une telle élasticité, que, si, par méprise ou autrement, on arrachait une bonne dent, il suffirait de la replacer sur-le-champ dans son alvéole, pour qu'elle s'y raffermît, comme si elle n'en avait jamais été déplacée. On remarque que, dans les vieillards, aussi-bien que dans les personnes dont les dents ont été arrachées depuis un certain tems, les Gencives acquièrent une dureté si considérable, qu'elles sont aussi propres à la mastication que les dents mêmes.

Les Dents sont les os les plus durs et les plus blancs du corps humain. On en compte ordinairement trente - deux, très - simétriquement placées, par paires de même espèce, dans des cavités osseuses ou alvéoles qui les reçoivent, et qui les tiennent fixées à l'une et à l'autre mâchoire. La partie extérieure et visible de chaque Dent, c'est-à-dire, celle qui est hors des alvéoles, se nomme en général le Corps de la Dent. On y remarque une matière extrémement blanche, dure et polie, à laquelle on a donné le nom d'Email. La partie invisible ou celle qui se trouve renfermée dans les alvéoles, se nomme la Racine de la Dent; elle n'est que très-superficiellement recouverte d'émail. Le petit cercle un peu enfoncé qui se trouve entre le corps et la racine de la Dent, en a été nommé le Collet. Toutes les Dents, tant de la mâchoire supérieure, que de la mâchoire inférieure, se divisent en trois classes. De la première sont les quatre Dents antérieures de l'une et de l'autre mâchoire; elles naissent les premières, vers le septième, huitième ou neuvième mois, quelquefois plus tard, mais rarement passé

l'âge d'un an. On les nomme Incisives ou Dents
riantes , parce qu'elles incisent ou coupent les
alimens , et parce qu'elles paraissent lorsqu'on
rit , ce qui est un agrément dans les personnes
qui les ont belles-et bien disposées. De la seconde
classe sont les deux Dents suivantes , une de
chaque côté des premières ; elles commencent à
paraître vers l'âge d'un an ou de dix-huit mois.
On les nomme Dents canines, parce qu'elles se
terminent en pointe, à-peu-près comme celles
des chiens , ce qui les rend très-propres à casser
et à rompre les corps les plus durs. Les deux
Dents canines de la mâchoire supérieure se nomment encore les Œillères , parce qu'elles répon-
dent aux yeux, et qu'il arrive quelquefois qu'on
ne peut les arracher sans quelque danger pour
ces organes. De la troisième et dernière classe
sont les dix autres Dents , cinq de chaque côté ;
elles ne viennent guère, en général , que depuis
l'âge de deux ans jusqu'à celui de quatre ou cinq.
On les nomme Dents mâchelières ou Dents molaires, parce que, comme autant de meules ,
elles servent à moudre ou à broyer les alimens.
Mais les Molaires se subdivisent elles-mêmes en

trois autres classes. Les deux premières Molaires de chaque côté, tant en haut qu'en bas, étant plus petites que les autres, se nomment, à cause de cela, les Petites molaires. Les deux suivantes, qui sont plus grosses, se nomment les Grosses molaires. Quant aux cinquièmes ou dernières Dents, elles sont nommées Arrières-dents, Dents tardives ou Dents de sagesse, parce qu'elles ne viennent guère avant l'âge de trente, de quarante, de cinquante ans, et qu'il y a même des sujets en qui elles ne paraissent jamais : on prétend avoir observé qu'elles croissent rarement chez les femmes. La partie extérieure ou le corps des Dents molaires prend particulièrement le nom de Couronne de la Dent. On remarque deux, trois et même quatre branches à leur racine ; on en a vu jusqu'à cinq dans certains sujets. Il est assez ordinaire que la troisième Molaire en ait trois, et que la quatrième en ait quatre, sur-tout dans la mâchoire supérieure. Mais il ne faut pas en conclure que la cinquième doit en avoir cinq. Au contraire, cette dernière en a ordinairement moins que les autres, et il arrive fort souvent qu'elle n'en a

qu'une

qu'une seule , même très-courte. Ces différentes branches se nomment les Racines des Molaires. Ainsi l'on dit qu'une Molaire a deux, trois ou quatre racines , et non pas que sa racine a deux, trois ou quatre branches. Les Dents , quoique très-dures, ne sont pas entièrement compactes; elles ont une petite cavité allongée qui en parcourt le centre dans toute leur longueur , et qui se termine par un trou imperceptible, à l'extrémité de chaque racine. C'est dans cette cavité que se trouve ce qu'on nomme communément le Nerf de la Dent. Ce Nerf est un assemblage de deux petits vaisseaux sanguins et d'un petit nerf. A la première inspection, cet assemblage paraît indivisible et ne former qu'un seul vaisseau, mais il contient véritablement une artère, une veine et un nerf. Ce sont ces trois vaisseaux qui , réunis sous un même paquet, portent à la Dent les sucs nourriciers , la font croître et lui donnent le sentiment. Lorsqu'on observe l'intérieur d'une Dent coupée ou rompue transversalement , sa substance paraît composée de fibres partant ou divergeant toutes de son centre à sa circonférence ou surface extérieure. Sans doute que , dans le principe , ces petits filets étaient des ramifications de l'assemblage de vais-seaux dont nous venons de parler ; peut-être même ne laissent-ils pas , quoiqu'ossifiés, d'avoir toujours une certaine communication avec la cavité intérieure de la Dent. La mastication semble être la principale fonction des Dents. Elles servent aussi beaucoup à l'articulation de la voix , sur-tout les incisives. Les vieillards , qui sont ordinairement dépourvus de ces der-nières , ont la plus grande peine à s'exprimer, et l'on voit généralement que les personnes qui ont été dans le cas de se les faire arracher, ne peuvent plus se faire entendre sans une sorte de sifflement aussi pénible que désagréable. Tout le monde sait que les Dents incisives, les ca-nines et la première molaire de chaque côté, tombent et se renouvellent naturellement vers l'âge de cinq , six, sept ou huit ans. Ces Dents, avant leur chûte, sont dites les Dents de l'enfance ou les Dents de lait ; elles n'ont jamais de racine. Quant aux autres mâchelières, elles ne tombent que par accident , et lorsque cela arrive il est très-rare que leur perte soit réparée.

La Langue est un corps long, molasse et épais, qui occupe toute la cavité inférieure de la bouche. Elle a deux extrémités, l'une antérieure, nommée la Pointe ou le Bout de la Langue, et qui en est la partie la plus mince ; l'autre postérieure ou interne, nommée la Base ou la Racine de la Langue, et qui en est la partie la plus épaisse. On peut aussi lui distinguer quatre faces : une supérieure ou le Dessus de la Langue, une inférieure ou le Dessous de la Langue, et deux latérales ou les Côtés de la Langue. La partie supérieure de la Langue est partagée dans toute sa longueur par une espèce de fente ou de rainure peu sensible, qu'on nomme, à cause de sa position, la Ligne médiane de la Langue. Sa partie inférieure porte un ligament assez considérable, qu'on nomme le Frein ou le Filet de la Langue. Lorsque ce Filet est trop long, trop court, ou endurci par quelque cicatrice, il occasionne ordinairement une grande difficulté de parler, et c'est alors que le bégaiement a lieu. Les deux côtés de la Langue ne présentent rien de remarquable. La langue est le principal organe du goût, de la déglutition et de l'expulsion des crachats. Par ses divers mouvemens, conjointement avec ceux des lèvres, elle sert aussi à la mastication, et elle est peut-être l'organe qui contribue le plus à l'articulation de la voix. Il est vrai cependant qu'on a vu des sujets qui, privés de ce membre, ne laissaient pas de goûter les alimens, de les avaler sans la moindre difficulté, de cracher et même de parler ; mais il est probable qu'ils avaient, dans le fond de la bouche, ou une partie de cet organe mal formé, ou quelqu'autre portion de chair qui pouvait en remplir les fonctions.

Le Palais est la voûte osseuse de la bouche, comprise entre le bord alvéolaire de la mâchoire supérieure, et une ligne droite qui irait de la dernière grosse molaire d'un côté, jusqu'à la grosse molaire du côté opposé. On comprend assez ordinairement sous ce nom, toute la partie supérieure du dedans de la bouche, c'est-à-dire, le Palais proprement dit, et la portion molle ou membrane mobile qui le suit immédiattement, et qui le prolonge jusque dans le fond de la bouche. Cette membrane est ce que nous avons nommé le Voile ou la Cloison du Palais. Elle se

termine , comme il est facile de le voir en ou-
vrant la bouche, par une ouverture formée de
quatre espèces de demi-arcades , nommées les
Piliers de la Cloison du Palais. Ces Piliers paraissent aboutir supérieurement à un petit corps
molasse , en quelque sorte conique ou pyramidal,
dont la pointe pend par en bas , et dont la base
est attachée à la Cloison. Cette petite masse ,
qui ressemble assez à la pendeloque d'un coq-
d'inde , se nomme la Luette. On remarque que
la Cloison du Palais a deux mouvemens , l'un
d'élévation , et l'autre d'abaissement. C'est par
l'un et l'autre de ces mouvemens qu'elle exerce
une de ses principales fonctions , qui est de
boucher et d'ouvrir à propos les trous posté-
rieurs et intérieurs des narines , soit pour empêcher les alimens , et sur-tout la boisson de
passer dans les conduits qui y aboutissent, soit
pour laisser couler dans le fond de la bouche
la lymphe lacrymale , lorsqu'elle se trouve en
trop grande abondance dans les narines. L'expérience démontre que le Palais , ou plutôt la
la Cloison du Palais , est , aussi-bien que la
Langue, un des organes du goût : chacun peut

s'assurer de cette vérité par son propre senti-ment, en y assujétissant, avec le doigt, quelque corps fondant et savoureux , comme du miel, des confitures, etc.

La Membrane qui tapisse toute la cavité de la bouche , est une espèce de peau glandu-leuse , chargée de petits mamelons au travers desquels passe l'humeur récrémentielle , écu-meuse , inodore et insipide , qu'on nomme la Salive. Cette humeur provient de la masse du sang , de la même manière que la lymphe la-crymale. Elle en est donc d'abord séparée par des vaisseaux secrétoires qui la portent dans de petites glandes , dites , en général , Glandes-salivaires ; ensuite elle est repoussée au-dehors par des conduits excrétoires qui la pompent, en quelque sorte , des Glandes salivaires , et dont les orifices forment tous ces petits mamelons qu'on voit répandus dans l'intérieur de la bouche. Les Glandes salivaires sont de plusieurs sortes, mais, ce détail ne pouvant être ici d'une grande utilité , nous ferons seulement remarquer, que les parties internes des lèvres et des joues en sont les plus chargées , et que c'est pour cela qu'on tire la salive avec beaucoup plus de facilité de ces endroits que de toutes les autres parties de la bouche.

Le Pharynx , qu'on nomme assez communément le Gosier, est la cavité postérieure et interne de la bouche , qu'on voit immédiatement après la luette et les piliers de la cloison du palais. On peut se représenter cette cavité , sous la forme d'un œuf très-allongé dont la partie inférieure ressemblerait à un pavillon d'entonnoir. Le Pharynx a trois ouvertures considérables qui méritent d'être connues. La première est à sa partie supérieure, un peu au-dessus de la cloison du palais ; elle est partagée en deux par la cloison des narines , et se nomme l'Ouverture nasale postérieure ou les Narines internes. La seconde est située dans le milieu de la partie antérieure du Pharynx ; c'est cette grande ouverture qui paraît dans le fond de la bouche , derrière la luette et entre les piliers de la cloison du palais : on la nomme l'Ouverture du gosier. La troisième se trouve à la partie la plus inférieure du Pharynx, et derrière la racine de la langue ; elle est l'orifice du conduit

C 4

par où passent les alimens : on la nomme l'Orifice de l'œsophage , parce que ce conduit se nomme l'Œsophage. A ces trois ouvertures on peut encore en ajouter deux autres moins considérables , qui se trouvent dans les parties latérales de la voûte du Pharynx , une de chaque côté du trou des narines internes. Ces deux ouvertures sont les bases de deux conduits qu'on nomme les Trompes d'Eustache , nom qui leur vient de leur figure évasée en forme de trompe ou de cornet , et d'Eustache , célèbre anatomiste , qui en donna le premier une bonne description. La pointe ou l'embouchure de chacune de ces Trompes va aboutir dans la partie la plus intérieure des oreilles. Il est probable que la destination de ces conduits est de procurer et d'entretenir une libre communication entre l'air extérieur ou de la respiration , et celui qui est enfermé dans la cavité intérieure des oreilles. Ce qu'il y a de certain , c'est que l'air qui y circule doit donner aux diverses parties de l'oreille intérieure , une flexibilité et une sorte d'équilibre qui semblent être nécessaires à l'exercice facile du mécanisme dont cet organe est composé. Quant au Pharynx, sa conformation indique assez que son principal usage est de servir à la déglutition ; quelques-uns prétendent qu'il fait aussi partie de l'organe du goût.

Presque toutes les personnes qui n'ont aucune connaissance en anatomie, s'imaginent que l'extrémité inférieure du pharynx, avec le conduit œsophage, forment ensemble l'éminence et le conduit cartilagineux qu'on aperçoit tout le long de la partie antérieure du cou, et qui effectivement semblent être le canal par où passent les alimens. Mais ce conduit antérieur est celui de la respiration ; on le nomme la Trachée-artère. Il descend tout le long de la partie antérieure du cou, se rend dans la poitrine, et se termine aux poumons. L'orifice de la partie supérieure de la Trachée-artère est très-étroit et oblong ; il n'est absolument qu'une petite fente qui s'étend de devant en arrière, et qu'on nomme la Glotte. Cette ouverture, à-peu-près ovale, se trouve immédiatement sous la racine de la langue, au-devant du pharynx ou plutôt de l'œsophage. Si, lorsque les alimens descendent dans l'estomac, ils semblent passer par la Glotte et la Trachée - artère , c'est que la partie supérieure de ce dernier conduit est tellement conformée, que rien ne peut entrer dans l'œsophage, sans qu'elle n'éprouve aussitôt un certain mouvement de bas en haut, comme pour aider à la déglutition. Cette partie supérieure et mobile de la Trachée-artère se nomme le Larynx. On peut concevoir le Larynx sous la forme d'une espèce de petit baril, composé de cinq os tendres ou cartilages. Du nombre de ces cartilages, il faut particulièrement remarquer l'Epiglotte. C'est une espèce de soupape, située au-dessus de la Glotte, et toujours ouverte ou levée en forme de crochet aplati, au bas de la racine de la langue. Par son moyen, aucune substance nutritive ne peut obstruer le canal de la respiration. En effet, dès que les alimens touchent la racine de la langue pour se rendre dans l'œsophage, ils abaissent l'Epiglotte sur la Glotte, font un peu lever le Larynx et en bouchent momentanément le petit orifice. Les alimens sont-ils parvenus jusque dans l'œsophage et le Larynx s'est-il remis dans son état ordinaire, l'Epiglotte, qui a une tendance naturelle à se redresser par en haut, se relève promptement; et voilà comment rien ne peut jamais empêcher l'air de la respiration de trouver une entrée et une sortie libres au travers de la Glotte. Néanmoins il est extrêmement dangereux de parler ou de rire quand on a des corps étrangers dans la bouche, sur-tout si ces corps sont petits. L'air qui passe alors des poumons par la Glotte, tenant nécessairement l'Epiglotte levée, et l'empêchant de s'abaisser sur l'orifice du Larynx, ces corps pourraient quelquefois s'y engager, et même entrer jusque dans la Trachée-artère, ce qui aurait des suites très-fâcheuses. Tout le monde sait qu'Anacréon mourut à l'âge de 85 ans, d'un pepin de raisin sec qui s'arrêta dans son gosier. Thomas Bartholin, célèbre anatomiste, rapporte qu'une femme, ayant donné lieu à un noyau d'aveline, qu'elle tenait dans sa bouche, de passer dans la Trachée-artère, fut aussitôt affligée d'une toux et d'une fièvre violente, qui durèrent plusieurs mois; elle tomba dans une hectisie épouvantable, et elle en aurait surement perdu la vie, dit-il, si, en toussant, elle n'eût enfin rejeté ce corps, dont la sortie lui fit recouvrer la santé. Non-seulement le Larynx offre un passage constant et facile à l'air qui entre dans les poumons et à celui qui en sort, par l'inspiration et l'expiration ; mais il est encore le principal organe de la voix. On croit que la Glotte, qui en fait partie, est l'instrument le plus essentiel à son mécanisme. On prétend que, lorsque l'air y est poussé avec une certaine force, de quelque manière que ce soit, les deux bords de la Glotte éprouvent une sorte de vibration qui produit un son plus ou moins fort, selon que ces bords se trouvent plus ou moins ouverts et plus ou moins tendus. Le citoyen Sabatier combat ce sentiment, dans son traité de *Splanchnologie*. Il dit : « On sait

» assez que, quand les ligamens de la Glotte se-
» raient susceptibles de vibrations, ils perdraient
» cette propriété par le contact qu'ils ont avec les
» parties voisines, et notamment avec la mem-
» brane interne du Larynx qui les couvre, et sur-
» tout par l'humidité à laquelle ils sont exposés ;
» car il suffit d'humecter ou d'entourer de coton
» les cordes d'un instrument quelconque, pour

» les mettre hors d'état d'agir et d'être ébran-
» lées , lorsqu'on les pince ou qu'on passe l'ar-
» chet dessus. » Cette observation , toute judi-
cieuse qu'elle peut être, ne me paraît pas sans
réplique. Au reste, comme cet auteur continue,
en disant : « Par quel mécanisme le Larynx pro-
» duit-il donc les différens sons de la voix ?
» Cette question est une de celles que l'on ne
» peut encore résoudre. » je crois qu'on fera
bien , jusqu'à nouvel ordre , de s'en tenir au sentiment reçu , et de l'adopter avec d'autant plus
de confiance, qu'il a été, jusqu'à ce jour, celui
de presque tous les anatomistes anciens et modernes , et de nos physiciens qui ont acquis le
plus de célébrité. (Voyez aussi l'article Voix
dans l'*Encyclopédie.*)

§. V I I.

Du Menton.

Le Menton est la petite avance arrondie qui
se trouve sous la lèvre inférieure , et qui termine le visage par en bas. Sous cette dénomination , l'on comprend quelquefois toute

la partie de la mâchoire inférieure sur laquelle croît le poil qu'on nomme la Barbe. Le petit enfoncement qu'on remarque assez souvent sur le milieu du Menton, se nomme la Fossette du Menton. La portion molasse et charnue qui est comprise entre les deux bords de la mâchoire inférieure, en dessous, se nomme la Base ou la Gorge du Menton : cette partie est limitée du côté du cou, par une espèce de pli qui va depuis une oreille jusqu'à l'autre.

§. V I I I.

Des Joues.

Les Joues sont les deux parties latérales du visage comprises entre le menton proprement dit, les commissures des lèvres, le nez, les yeux, les tempes, les oreilles et les bords de la mâchoire inférieure. On donne plus particulièrement ce nom aux deux parties latérales du visage qui sont le plus près des commissures des lèvres. La petite protubérance ou éminence qui se trouve à la partie supérieure de chaque joue, au-dessous de l'œil, en allant du côté de l'Oreille, se nomme la Pommette de la Joue. Les couleurs qu'on remarque sur les Joues proviennent d'un grand nombre de vaisseaux sanguins capillaires , qui se distribuent en forme de lacis sous la peau. Chez les peuples où l'on est dans l'usage de se raser la barbe , on conserve assez ordinairement les poils qui croissent sur les Joues un peu au-devant des oreilles ; cette faveur , qu'on semble leur accorder , les a fait nommer les poils Favoris, ou tout simplement les Favoris. S'ils ornent souvent la figure d'un homme , souvent aussi produisent-ils un effet bien contraire , sur-tout quand on les laisse croître en trop grande quantité.

§. 1 X.

Des Oreilles.

Les Oreilles , organes de l'ouïe , sont au nombre de deux , et se distinguent généralement en Oreilles externes et en Oreilles internes. Nous ne parlerons point des Oreilles internes , parce que, leur méchanisme étant composé de quatre petits os ou osselets renfermés dans l'intérieur et l'épaisseur de l'os des tempes , elles ne doivent point entrer dans le plan de cet ouvrage.

Les Oreilles externes ou les Oreilles proprement dites , sont spécialement les parties cartilagineuses et immobiles qu'on voit hors du Trou ou Conduit auditif. Les anatomistes sont dans l'usage de comprendre aussi sous cette dénomination, ce conduit même, lequel peut avoir sept à huit lignes de profondeur , depuis son orifice extérieur jusqu'à l'Oreille interne. Le Conduit auditif se termine à cette distance par une membrane sèche , lisse , mince, et d'une forme à-peu-près ovale. On la nomme la Membrane du tambour ou le Tympan. Elle sépare absolument l'Oreille interne du Conduit auditif, et par conséquent de l'Oreille externe.

L'Oreille externe a une figure demi-circulaire , concave en dedans, et convexe en dehors ou en-dessous. Elle se distingue en Partie ferme et en Partie molle.

La Partie ferme ou cartilagineuse en est la plus considérable, et se nomme en général l'Aîle de l'Oreille. Toute sa concavité ou partie antérieure prend le nom de Pavillon de l'Oreille;

sa convexité se nomme tout simplement le Dessous de l'Oreille. Ses divers plis ou éminences
ont aussi des noms particuliers. La cavité qui
répond au conduit auditif, se nomme la Ruche,
mais plus communément la Conque de l'Oreille ;
l'éminence ou le petit bouton situé antérieure-
ment auprès de la joue, et qui avec l'âge se
couvre de poils, se nomme le Tragus ; l'éminence moins sensible qui lui est opposée sur
l'autre bord de la conque, se nomme l'Antitragus ; le bord plié qui forme le contour de
l'Oreille, tant à sa partie supérieure qu'à sa partie
latérale du côté des cheveux, se nomme l'Hélix ;
l'éminence allongée qui semble partir de l'Antitragus, et qui se répand dans toute la partie
supérieure et interne de l'Oreille, se nomme
l'Anthélix ; enfin la cavité allongée qui se trouve
entre l'hélix et l'anthélix, se nomme le Scapha
ou la Fosse naviculaire.

La Partie molle de l'Oreille en est la portion
la plus inférieure et la moins considérable ; elle
se nomme le Lobule ou le Lobe de l'Oreille.
Cette Partie, qui semble être une extension de
l'hélix, est limitée supérieurement par le tragus ;

D

la conque et l'antitragus. Comme elle est presqu'entièrement composée d'un tissu graisseux et de la peau qui le couvre, elle est à cause de cela peu susceptible de sensibilité. C'est sans doute ce qui a fait imaginer et ce qui a permis, depuis un tems immémorial, d'y placer des boucles et des pendans d'oreilles.

La destination générale du Pavillon de l'Oreille paraît être de ramasser et de réfléchir les rayons phoniques ou sonores dans le conduit auditif. On a remarqué que l'organe de l'ouïe est d'autant plus délicat, que la concavité du Pavillon de l'Oreille est plus naturelle et mieux formée. Ne serait-il donc pas à desirer que l'on ne contraignît plus les oreilles des enfans, ou, pour mieux dire, qu'on ne les écrasât plus, par ces bandeaux dont on leur ceint ordinairement la tète, sans la moindre précaution ? Je lis, en ce moment, dans un auteur que je ne citerai point : « Un célèbre géomètre, prié, par Boë- » rhaave, de mesurer les angles sous lesquels » des lignes devaient tomber sur toutes les par- » ties de l'Oreille et en être réfléchies, dans » quelque direction qu'elles s'y portassent, a

» trouvé qu'après avoir formé un nombre plus
» ou moins considérable d'angles d'inciden-
» ces et de réflexions , elles étaient toutes
» dirigées vers le conduit auditif. » Est-il possible que cette entreprise et ce calcul du *célèbre
géomètre* ne paraissent point à tout le monde,
une chose aussi plaisante (pour ne rien dire de
plus) que le résultat lui-même ?

On voit assez souvent que la partie intérieure
et inférieure de la ruche se charge d'une humeur jaunâtre et épaisse. Cette humeur se nomme
le Cérumèn ou la Cire de l'Oreille. Extraite
du sang , elle s'amasse d'abord dans de petites
glandes cérumineuses ou sébacées , dont la peau
qui tapisse le conduit de l'Oreille est entièrement parsemée. Lorsque le Cérumèn se trouve
en trop grande abondance dans ces glandes, une
sorte de contraction dont le principe nous est
inconnu , ou peut-être le sang lui-même par le
mouvement qui lui est naturel , le repousse au-
dehors , et alors il découle du conduit auditif
dans la conque , en une espèce de glue plus ou
moins liquide. Cette sorte de Cire est évidemment un obstacle que la Nature oppose , soit à

la marche des insectes qui voudraient s'insinuer dans l'intérieur de l'Oreille, soit aux corpuscules qui voltigent dans l'air et qui pourraient s'y introduire et s'y amasser. Peut-être que, si les lois de la propreté n'exigeaient pas qu'on enlevât des Oreilles cette sorte d'excrément, les organes de l'ouïe en acquerraient une plus grande subtilité. Il ne faut pourtant pas en conclure qu'il serait toujours avantageux de ne point les en débarrasser ; il y a des personnes en qui cette Cire, trop négligée, pourrait se durcir et occasionner la surdité.

Comme il arrive quelquefois qu'à la suite de certains sons aigus, on éprouve dans les dents une vive douleur qu'on nomme agacement, il est bon de connaître par quel moyen se produit ce phénomène, et pourquoi le son a quelque vertu sur des parties qui sont absolument étrangères à l'organe de l'ouïe. Le bruit est le résultat d'une vibration du tympan, produite par le choc ou la collision de l'air avec les corps environnans, et communiquée à l'âme par le nerf acoustique ou auditif qui est dans l'Oreille interne. Le tympan, ébranlé d'une certaine manière, tiraille fortement un filet de ce nerf, qui le traverse intérieurement, et qu'on nomme la Corde du tambour, à cause de la ressemblance de sa position avec celle de la corde qui traverse le fond de nos caisses militaires. Or, les dissections anatomiques nous apprennent que ce filet va se joindre aux ramifications nerveuses des deux mâchoires. Toutes les fois qu'à la suite de certains sons aigus, on ressent donc un chatouillement ou une douleur vive et passagère dans les dents, c'est que le tympan a été assez fortement contracté, pour ébranler non-seulement la Corde du tambour, mais encore les nerfs qui y communiquent et qui se distribuent aux mâchoires.

Ce raisonnement nous fait découvrir un autre phénomène qui paraîtra nouveau sans doute. Mettez dans votre bouche une montre, de manière que le verre du cadran pose sur votre langue de crainte d'accident, et que la montre se trouve isolée de toutes parts. Votre bouche étant bien fermée, vous entendrez à peine le mouvement de cette montre, et même en la plaçant d'une certaine manière, vous ne l'entendrez plus du tout, quoiqu'elle pose toujours sur la langue. Si vous tirez un peu la montre en avant, ou si vous la poussez avec votre langue, jusqu'à ce qu'elle vienne toucher les deux grosses molaires supérieures de chaque côté, vous l'entendrez au même instant presque aussi fort que si vous la portiez à votre oreille. Le bruit augmentera, si, la bouche étant toujours fermée, vous placez la montre entre les grosses molaires supérieures et inférieures de chaque côté. Enfin il sera encore plus fort, si vous vous bouchez les oreilles. Il me semble que cette expérience ne doit laisser aucun doute, aux personnes peu au fait, sur la communication du nerf acoustique avec les nerfs qui se distribuent aux mâchoires.

On pourrait, si on le voulait, expliquer de la même manière, pourquoi certaines odeurs fortes font pleurer, et pourquoi une lumière trop vive fait quelquefois éternuer ; car une branche de l'un des nerfs de l'œil entre dans l'intérieur des narines et communique avec le nerf olfactif ou de l'odorat.

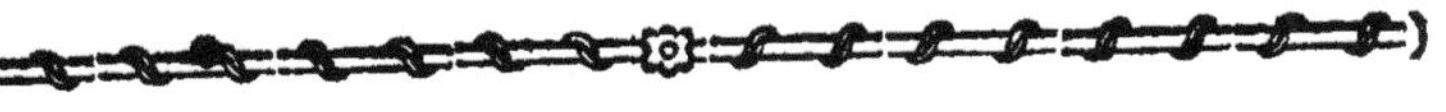

CHAPITRE SECOND.

DU TRONC.

Le Tronc, seconde partie du corps humain, se divise en Cou et en Corps proprement dit.

ARTICLE PREMIER.

Du Cou.

Le Cou est la partie qui joint la tête à tout le reste du corps, et qui, par les divers muscles dont il est composé, permet à la tête quatre mouvemens de flexion et un de rotation. On entend, par mouvement de flexion, les inclinaisons que la tête peut prendre, en avant, en arrière, et sur les deux côtés. Le mouvement de rotation est celui par lequel la tête a la faculté de tourner comme sur un pivot, et de se porter librement de la droite à la gauche.

Les différentes parties du Cou sont : la Gorge

ou la partie antérieure du Cou (il ne faut pas la confondre avec la gorge du menton , le Derrière du Cou ou sa partie postérieure , et les Côtés du Cou.

La Gorge du Cou , ou tout simplement la Gorge ; comprend trois parties distinctes. La première est une éminence supérieure formée par le larynx, et qu'on nomme le Nœud de la Gorge : elle est ordinairement plus considérable ou plus saillante dans le sexe masculin que dans le sexe féminin. Les bonnes femmes, je crois, la nomment aussi le Morceau d'Adam , sans doute pour faire entendre , que le père Adam s'étant trop pressé de manger sa pomme, il lui en était resté , et à sa postérité , une espèce de loupe à la Gorge. La seconde partie est une portion de la Trachée-artère qu'on voit descendre tout le long de la partie antérieure du Cou, et à laquelle on donne plus particulièrement ou spécialement le nom de Gorge. La troisième est une petite, cavité qui se trouve à la partie la plus inférieure de la Gorge, et qu'on nomme la Fossette du Cou. D'après ce que nous avons dit plus haut, il est évident que le pharynx et l'œsophage doivent nécessairement se trouver dans l'intérieur du Cou, derrière ces trois parties apparentes de la Gorge.

Le derrière du Cou se nomme communément le Chignon. Il commence immédiatement sous l'occiput, par une petite cavité qu'on nomme le Creux de la Nuque du Cou, ou tout simplement la Nuque, et il se termine au commencement du dos.

Les Côtés du Cou n'offrent rien de remarquable si ce n'est deux petites cavités ordinairement peu sensibles, qu'on nomme les Salières, et qui se trouvent en bas, un peu sur le devant de la Gorge, une de chaque côté.

ARTICLE SECOND.

DU CORPS.

LE Corps se divise en Partie supérieure et en Partie inférieure. D'après quelques anatomistes, nous comprendrons toute la Partie supérieure sous la simple dénomination de Poitrine, et toute la Partie inférieure sous celle de Bas-ventre.

§. I.

De la Poitrine.

La Poitrine est la partie supérieure du corps, qui, par le moyen des côtes, forme une espèce de coffre dans lequel le cœur et les poumons sont renfermés. Ce coffre, vu par devant et par derrière, est plus large à sa partie supérieure qu'à l'inférieure ; et vu par les côtés, il est moins large en haut qu'en bas. Sa partie antérieure prend spécialement le nom de Poitrine, sa partie postérieure celui de Dos, et ses parties latérales celui de Côtés.

Les Clavicules et les Mamelles sont ce qu'il y a de plus remarquable sur le devant de la Poitrine.

Les Clavicules sont deux os longs en forme de *S* italiques, situés à la partie la plus supérieure de la Poitrine. Elles vont transversalement depuis les côtés droit et gauche du cou, jusqu'à la fossette du cou qu'elles forment, par le petit intervalle qui se trouve entr'elles par devant.

Les Mamelles sont deux éminences situées au-dessous des clavicules, une de chaque côté de la Poitrine, et plus ou moins volumineuses et arrondies, selon le sexe et l'âge. Elles se couvrent ordinairement de poils dans le sexe masculin, mais cela n'arrive guère avant l'âge de vingt-cinq à trente ans. On remarque au centre des Mamelles une espèce de tubercule ou d'excroissance qu'on nomme le mamelon. Ce petit bouton plus ou moins rougeâtre a ordinairement un sentiment exquis, et est toujours environné d'un petit cercle ou disque de couleur brune qu'on nomme l'Aréole. Pour que les Mamelles soient bien placées, il faut, chez les hommes comme chez les femmes, qu'il y ait autant d'espace d'un Mamelon à l'autre, que de chacun de ces Mamelons à la fossette du Cou. On ignore l'usage des Mamelons et de leurs Aréoles dans le sexe masculin; mais cet usage, aussi-bien que celui des Mamelles, est assez connu dans le sexe féminin pour qu'il soit inutile d'en parler. Nous ferons seulement observer que la liqueur blanche qu'on nomme le Lait, et qui est préparée dans les Mamelles de la mère pour la nourriture de l'enfant, n'est pas, comme on pourrait le croire, une transformation immédiate des alimens par la digestion ou la chylification, mais un extrait d'un sang neuf qui a déjà passé par le cœur et que certains vaisseaux portent aux Mamelles. Les sept ou huit petits trous, plus ou moins, qu'on voit à l'extrémité des Mamelons des femmes, sont les orifices d'un pareil nombre de conduits par où sort le Lait; on les nomme à cause de cela les Conduits laiteux. La Nature, qui semble quelquefois se jouer dans ses œuvres, nous a montré des hommes qui avaient du Lait; cela peut se rencontrer sur-tout aux jeunes gens qui atteignent l'âge de quatorze ou quinze ans. Des auteurs dignes de foi nous assurent que, dans le sud de l'Amérique, les hommes seuls y allaitaient leurs enfans, avant qu'on en fît la conquête. Ils ajoutent que, si ce phénomène est plus rare aujourd'hui dans le nouveau Monde, c'est que les naturels du pays y ont été presque tous exterminés, ou se sont réfugiés dans les déserts, et dans les immenses forêts qui surchargent ce Continent.

Le Dos est partagé en deux parties latérales, par une ligne qui descend de haut en bas , tout le long de sa partie moyenne. Dans le langage ordinaire , on donne à cet enfoncement le nom d'Epine du Dos. On voit supérieurement et de chaque côté de cette Epine , deux éminences aplaties qu'on nomme les Omoplates. Ce nom leur vient de ce qu'elles sont formées chacune par un os large et plat qui couvre des deux côtés la partie supérieure du Dos. C'est dans ces deux os que s'emboîtent les clavicules et les os des bras.

Les Côtés de la Poitrine se distinguent en Côté droit et en Côté gauche. On leur donne quelquefois le nom de Côtes , mais assez improprement, puisque les Côtes environnent toute la Poitrine. Ces parties n'offrent rien de remarquable à la vue , sinon une cavité qui est ordinairement garnie de poils , et qui se trouve à leur partie supérieure , une sous chaque bras. Cette cavité se nomme le Creux de l'aisselle ou tout simplement l'Aisselle.

§. I I.

Du Bas-Ventre.

L E Bas-Ventre, partie inférieure du corps, se divise en Partie antérieure et en Partie postérieure.

La Partie antérieure se subdivise en trois régions ou portions d'une certaine étendue, savoir : la Région supérieure, la Région moyenne, et la Région inférieure.

La Région supérieure se nomme la Région épigastrique ou l'Epigastre. Elle est comprise entre l'ouverture que laissent entr'elles les côtes inférieures et une ligne transversale qui irait depuis l'extrémité de la dernière côte d'un côté, jusqu'à celle de la dernière côte du côté opposé. Sa forme, qui est à-peu-près triangulaire, a inspiré aux anatomistes de donner un nom particulier à chacune des trois parties ou des trois angles dont elle est composée. Sa partie supérieure, qui commence par un petit enfoncement, se nomme le Creux de l'estomac, et quelquefois dans l'usage ordinaire l'Estomac ;

les deux parties latérales.se nomment les Hy-
pocondres.

La Région moyenne prend le nom de Région
ombilicale. Elle se trouve immédiatement sous
l'épigastre, à-peu-près comme une espèce de
ceinture de la largeur de trois ou quatre travers
de doigts, dont l'Ombilic ou le Nombril occupe
le centre. On sait que le Nombril est cette espèce
de nœud ou de trou recouvert de la peau, qu'on
voit au milieu de la partie antérieure du Bas-
ventre, et qui est formé par un cordon que
l'on coupe à l'enfant aussitôt qu'il est né. La
partie moyenne de la Région ombilicale prend
particulièrement le nom de Ventre, et les parties
latérales celui de Flancs. Les Flancs, qui se
terminent sous les côtés droit et gauche de la
poitrine, ont de hauteur l'espace qui se
trouve entre la dernière côte de chaque côté,
et l'os considérable qui lui est inférieur. Cet os
se nomme l'Os des hanches ; il est le plus large
de tous les os du corps humain.

La Région inférieure prend le nom de Région
hyposgatrique ou plus vulgairement celui de Bas-
ventre. Elle est limitée supérieurement par la

région ou bande ombilicale , et s'étend inférieurement jusqu'au bas du tronc. Ses parties latérales , c'est-à-dire, celles qui bordent par-devant
les os des hanches, se nomment les Aînes. Sa
partie inférieure se nomment le Pénil chez les
hommes , et plus particulièrement la Motte ou
le Mont de Vénus chez les femmes. C'est en
cet endroit que se trouvent les Parties naturelles
ou génitales.

Ces

(*) Ces Parties, dans l'homme, comprennent, en général, la Verge et les deux Testicules ou Génitoires.

La Verge ou le Membre viril, est le corps long et arrondi qui se trouve à la partie inférieure et antérieure du Bas-ventre, autant pour l'issue des urines, que pour l'éjaculation de la semence prolifique dans l'orgasme vénérien. On a quelquefois désigné ce corps sous le nom de Priape, et de Phallus ou Phallum.

Les Testicules sont deux corps ovalaires, situés à la racine et en-dessous de la verge; leur destination est de convertir le sang en sperme

---

(*) Je m'étais proposé de terminer ici ce paragraphe, ou du moins de passer tout de suite à la Partie postérieure, mais j'ai pensé que, sous quelque prétexte que ce fût, je ne devais point omettre une description aussi intéressante que celle des parties de la génération. Quiconque rougira, (comme on dit,) sera déjà coupable; la véritable innocence n'a honte de rien. Au reste, comme cet ouvrage est particulièrement destiné aux jeunes personnes de l'un et de l'autre sexe, les pères et mères pourront, s'ils le jugent à propos, enlever les cinq feuillets suivans. C'est dans cette vue qu'on les a séparés du corps de l'ouvrage.

E

pour la génération. Ils sont les marques de la virilité, et les principaux organes de la propagation de l'espèce animale. On a remarqué que le Testicule droit est assez souvent plus gros que le gauche ; il ne faut donc jamais attribuer ce jeu de la Nature à un vice de conformation, ni le croire une suite de quelque accident.

On distingue à la Verge et aux Testicules plusieurs parties, qui sont : le Gland, la Base ou la Couronne du gland, le Prépuce, le Filet ou le Frein du prépuce, le Scrotum ou les Bourses, le Raphé et le Périnée.

Le Gland est l'extrémité épaisse, rouge et arrondie de la verge. La Base ou la Couronne du gland en est la partie la plus interne ; il forme comme une espèce de cercle saillant, lorsque le gland est découvert. Le Prépuce est l'enveloppe mobile qui recouvre le gland et que les Juifs et les peuples orientaux sacrifient, avec les ongles ou avec des instrumens tranchans, dans la cérémonie qu'ils nomment Circoncision. Ces peuples croient, ou du moins ils ont cru, qu'après cette cérémonie, qui fait frémir l'humanité, l'on devait être plus propre à l'œuvre de la génération : quel horrible préjugé ! Il faut convenir cependant que, les orientaux ayant le Prépuce naturellement beaucoup plus long que les autres peuples, il serait peut-être nécessaire d'en sacrifier une partie à plusieurs d'entr'eux, si cette opération n'était passée en usage. Le Filet où le Frein du prépuce est la duplicature membraneuse qui va tout le long de la partie inférieure du gland, et qui, comme une espèce de bride, empêche le prépuce de le découvrir indifféremment ou avec trop de facilité ; ce Filet se rompt ordinairement dans la copulation. Le Scrotum ou les Bourses est l'espèce de sac qui enveloppe les testicules, et qui, à ce qu'on prétend, indique d'autant plus la vigueur et la santé de l'homme, qu'il est plus petit, ou que les testicules y sont plus serrés. Le Raphé est la ligne qui partage le scrotum en partie droite et gauche. Le Périnée est l'espace compris entre le scrotum et l'orifice par où sort le résidu des alimens.

Les Parties naturelles extérieures de la femme comprennent, en général, les Lèvres et la Vulve.

Les Lèvres, ou, comme quelques-uns les nomment, les Grandes lèvres, sont deux replis de la peau situés sous la motte ou le mont de Vénus, et ordinairement assez fermes, sur-tout dans les vierges.

La Vulve est la fente que laissent ces replis entr'eux, et l'orifice de la cavité des parties naturelles de la femme. Cette cavité, qu'on pourrait assez bien nommer le *Sinus pudoris*, renferme plusieurs parties qu'il est important de connaître. On y distingue le Frein ou la Fourchette, la Fosse naviculaire, les Nymphes ou les Petites lèvres, le Clitoris, le Méat urinaire, et l'Orifice du vagin.

Le Frein des lèvres ou la Fourchette est l'angle formé par les deux grandes lèvres à leur partie inférieure ; il est composé de deux ligamens membraneux très-minces, qu'on dit être ordinairement tendus dans les filles vierges, relâchés dans celles qui ont souffert l'approche de l'homme, et presque toujours déchirés dans les femmes qui ont eu des enfans. La Fosse naviculaire est un petit enfoncement situé à l'angle ou à la commissure inférieure des grandes lèvres, dans la partie un peu interne de la fourchette. Les Nymphes ou les Petites lèvres sont deux corps molasses et à-peu-près triangulaires, qui, sous la forme de deux crètes de coq, s'unissent à la partie interne de la commissure supérieure des grandes lèvres. Il y a des climats où l'accroissement des Nymphes est si considérable, qu'on est dans l'usage de les couper, et de circoncire ainsi les filles par objet de propreté; cette opération se nomme Excision, au lieu qu'on dit pour les hommes Circoncision, mots qui tirent leur origine de la nature même de l'opération. Le Clitoris, qu'on nomme aussi l'Aiguillon de Vénus, est une petite éminence conique, située entre les nymphes qui la recouvrent à leur angle supérieur; cette éminence est assez semblable au gland de la verge de l'homme, si ce n'est qu'elle est imperforée. Le Méat urinaire est l'orifice par où sortent les urines, il forme une espèce de bourrelet immédiatement sous le clitoris. L'Orifice du vagin, ou tout simplement le Vagin, est l'ouverture située sous le méat urinaire, presque au milieu du *sinus pudoris*.

c'est par cet endroit que sort le sang menstruel ou l'évacuation périodique qui arrive tous les mois au sexe. Dans les filles , l'Orifice du vagin se trouve ou doit se trouver presqu'entièrement fermé , par une membrane à-peu-près circulaire qu'on nomme l'Hymèn. On prétend que l'existence de cette membrane est le signe le plus sûr qu'on ait de la virginité. Cependant il est prouvé que l'Hymèn peut souffrir quelque altération ou dérangement, soit par des règles trop abondantes , soit par des accidens particuliers , soit par toute autre cause que le plan et les bornes de cet ouvrage me dispensent de rapporter. J'ajoute que l'étude de l'anatomie présente tant de contrariétés , et laisse tant d'incertitudes sur l'existence de cette membrane , que rien n'est moins fondé , ni plus fantastique que tous ces prétendus signes de la virginité des corps.

On nomme aussi Périnée, dans les femmes , l'espace compris depuis la commissure ou l'angle inférieur des grandes lèvres , jusqu'à l'orifice par où sortent les excrémens.

Les femmes ont encore, de même que les hommes , deux Testicules pour la secrétion de

la semence ; mais ces parties ne sont point apparentes. Les modernes ont jugé à propos de
leur donner le nom d'Ovaires, parce qu'ils ont
cru que ces deux corps glanduleux ou vésiculeux sont composés, dans les femelles, d'un
grand nombre de petits œufs, qui, après avoir
été fécondés par la partie spiritueuse de la
liqueur séminale du mâle, deviennent et sont
les seuls principes de la reproduction de l'espèce. Ils prétendent (qu'on me prête un peu
d'attention !) que dans les Ovaires de la première femme, se trouvaient des œufs, qui
non-seulement renfermaient les enfans qu'elle
a faits ou qu'elle aurait pu faire, mais qui
contenaient encore, par une intromission et une
diminution de grandeur poussée à l'infiniment
petit, toute sa postérité, toute la race humaine,
jusqu'à l'extinction de l'espèce. « Une grande
» difficulté qui se présente contre ce systéme,
» (dit Buffon,) c'est que, si les Ovaires de
» la première femme contenaient des œufs mâles
» et des œufs femelles, on ne peut s'empêcher
» de dire, que les œufs mâles ne renfermaient
» aucun œuf, c'est-à-dire, qu'ils ne renfermaient

» chacun qu'une seule génération de mâle ou
» qu'un seul homme, et qu'au contraire les
» œufs femelles renfermaient des milliers de
» générations d'œufs mâles et d'œufs femelles ;
» de sorte que, dans le même œuf, dans le
» même Ovaire et dans la même femme, il y
» avait, ou il y a toujours un certain nombre
» d'œufs capables de se développer à l'infini,
» et un autre nombre d'œufs qui ne peuvent
» se développer qu'une fois : je demande s'il
» y a aucune apparence de vraisemblance dans
» cette supposition, aussi compliquée que gigan-
» tesque et bizarre ? » (Voyez le chap. V de
l'*Histoire naturelle des Animaux*, seconde
partie du tome I.) J'aime assez qu'on ait comparé les Ovaires à des *Boîtes d'enfans*, ren-
fermées, de différentes manières, toutes les unes
dans les autres. Je défie que ce système puisse
entrer dans une tête bien organisée. Et cependant
je n'en conserve pas moins aux Testicules des
femmes le nom d'Ovaires, pour me conformer
à l'usage.

Dans l'un comme dans l'autre sexe, on a
donné le nom d'Urèthre, au canal par où sort

l'urine. Ce canal prend son origine à la vessie, et a depuis huit jusqu'à douze pouces de longueur chez les hommes, et deux seulement environ chez les femmes. On ne doit pas confondre l'Urèthre avec l'Uretère ou les Uretères. Ceux-ci sont deux petits canaux intérieurs, par le moyen desquels les reins, où se forme l'urine, ont communication avec la vessie.

Il n'est personne qui ne sache que les Parties naturelles, et principalement le pénil ou la motte, se garnissent de poils, vers l'âge de douze ou quinze ans, et que c'est une marque de puberté.

La Partie postérieure du Bas-ventre se nomme la Région lombaire. Elle est bornée, en haut, par les dernières côtes et les flancs, et elle s'étend, en bas, jusqu'à l'Anus, qui est l'ouverture la plus inférieure du tronc. Le conduit qui vient se terminer à l'Anus est la dernière et la plus grosse portion du canal intestinal que renferme le Bas-ventre. Cette portion d'intestins a été nommée l'intestin *Rectum*, c'est-à-dire, Droit, parce qu'il va presque en ligne droite, depuis son origine qui est à l'intestin Colon dont il est la suite, jusqu'à son insertion à l'Anus qu'on nomme aussi le Fondement. Le Rectum peut avoir environ six pouces de longueur. On le nomme le Boyau gras dans les animaux, parce qu'il est extrêmement chargé de graisse dans toute son étendue en dehors. La Région lombaire est marquée, de haut en bas, comme le dos, d'un enfoncement qui en parcourt toute la partie moyenne. Cet enfoncement est produit par le prolongement de l'épine du dos, et se nomme le Rable ou la Croupe, sur-tout dans les animaux. Les deux parties latérales de la

Région lombaire ont été nommées les Lombes ou les Reins.

R E M A R Q U E

Sur l'Épine du Dos.

Le Chignon du cou, l'Épine du dos et le Rable, se comprennent assez généralement sous la seule dénomination d'Échine, de Colonne du dos, ou d'Épine du dos : cette dernière manière est la plus usitée.

L'Epine du dos est une suite non interrompue de plusieurs petits os, tous placés les uns sous les autres, et pour l'ordinaire, au nombre de vingt-six. Ces os se nomment les Vertèbres. Il y en a sept dans le chignon, qu'on nomme les Vertèbres du cou ou les Vertèbres cervicales ; douze dans le dos, qu'on nomme les Vertèbres du dos ou les Dorsales ; cinq dans le rable, qui sont les Vertèbres lombaires ; et enfin deux dans la partie la plus inférieure de l'Épine, dont le premier, qui est assez considérable, se nomme l'Os sacrum, et le second, qui est très-petit, et qui se termine en pointe à-peu-près comme le bec d'un coucou, se nomme à cause de cela le Coccix. Ces deux derniers os étant marqués naturellement de petites lignes transversales, qui annoncent que, dans la première jeunesse, ils étaient composés de plusieurs parties actuellement ankylosées ou réunies, et ne formant plus que deux seuls os, on pourrait peut-être les considérer comme un assemblage d'environ dix Vertèbres, six pour l'Os sacrum, et quatre pour le Coccix. Alors le nombre des Vertèbres de l'Epine du dos se porterait à trente-quatre. Mais cette manière de compter est fort peu en usage.

Toute la suite de Vertèbres qui composent la Colonne du dos, est creusée, dans sa longueur, d'un canal assez considérable, qui communique supérieurement avec l'intérieur du crâne, et qui se termine inférieurement à-peuprès à l'os sacrum. On nomme Trou occipital, le trou par lequel le canal vertebral communique avec la grande cavité du coffre du cerveau. Ce nom lui vient de ce qu'il se trouve à la partie inférieure de l'occiput, ou de ce que l'os de la tête dans lequel il est situé se nomme l'os occipital. La première Vertèbre

du cou, celle qui tient à la tête et qui la supporte, a été nommée Atlas, par analogie avec
le mont Atlas en Afrique, dont la grande élévation a donné lieu aux anciens de croire qu'il
soutenait les cieux sur son sommet, ou bien
par allusion à ce que nous dit la fable d'un
nommé Atlas, roi de ces pays, qui porta le
Monde sur ses épaules.

Le canal des Vertèbres reçoit, par le trou
occipital, et renferme dans toute sa longueur,
une substance médullaire qui lui vient directe-
ment du cerveau. On donne à cette continuation
le nom de Moëlle épinière. La partie du cerveau
d'où elle tire son origine est la moëlle allongée,
nom qui lui a été donné sans doute parce qu'elle
semble être elle-même une prolongation de la
Moëlle épinière, jusque dans la partie la plus
interne du crâne. C'est de la Moëlle épinière,
de la moëlle allongée, du cervelet et du cerveau, que partent tous les nerfs, qui, comme
nous l'avons dit, donnent le sentiment et la vie
à la machine animale. Ils se répandent dans
toutes les parties du corps, soit par les divers
trous du crâne, soit par environ soixante autres

petits trous situés le long des Vertèbres, trente de chaque côté. On nomme ces derniers, les Trous inter-vertébraux.

Les nerfs ne sont donc autre chose que des vaisseaux remplis de la substance de la cervelle, et peut-être même de ce qu'elle renferme de plus subtil. Quelques physiciens ont considéré le fluide qui circule dans les nerfs ou qui les remplit, comme *un feu*, *un vent très-subtil* ; et ils lui ont donné le nom d'*esprits vitaux ou animaux*. Personne, que je sache, ne s'est opposé à cette considération, ni à cette dénomination, si ce n'est un poëte philosophe, qui, pour faire rire, leur a répondu : *animaux vous-mêmes* ; ce qui ne renferme pas un grand sens. Mais ces physiciens se sont tous égarés, lorsqu'ils ont voulu déterminer l'origine précise des nerfs, où le siège de l'âme, en le plaçant tantôt dans une partie du cerveau, tantôt dans une autre, et, par exemple, dans la glande pinéale, qui est un petit corps rond de la grosseur d'un pois et de la même substance que le cerveau dont il occupe le centre. On ne peut avoir, et il est probable qu'on n'aura jamais

que des connaissances vagues et conjecturales
sur cet objet. Le cerveau, en général, est l'origine
des nerfs ; le suc nerveux émane du cerveau , le
cerveau a une influence aussi certaine qu'incom-
préhensible sur toutes les parties du corps ; il y a
en nous (ou dans nos nerfs) un mouvement secret
et un fluide pur et subtil , par lesquels , non-seulement toutes nos actions s'exécutent , mais
toute impression des corps extérieurs sur les
diverses parties du mécanisme animal est à
l'instant communiquée au cerveau et à l'Esprit,
voilà tout ce qu'il nous est donné de connaître ,
tout ce qu'il nous est permis d'avancer avec
quelque certitude.

On demande , si , d'après ces premières connaissances , nous ne serions pas en droit de
conclure , que notre âme , que l'Être pensant
qui meut notre corps , réside particulièrement
dans notre cerveau ? C'est mon sentiment.

Il est vrai qu'on a vu quelques monstres qui
ont fourni , contre cette assertion , plusieurs ob-
jections insolubles ; mais on en a vu d'autres
aussi qui la confirmaient entièrement. Je ne
sais où j'ai lu qu'un lézard, qui avait deux têtes ,

semblait

semblait avoir à la fois deux volontés différentes, indépendantes l'une de l'autre, avec chacune un égal pouvoir sur son corps. Lorsqu'on présentait du pain à cet animal, de manière qu'il ne pût le voir que d'un côté, la tête de ce côté venait chercher cette nourriture, tandis que l'autre, au contraire, voulait que le corps restât immobile ou qu'il se transportât ailleurs. On voit au Cabinet d'histoire naturelle des veaux à deux têtes qui ont sans doute fourni les mêmes observations. D'après de pareils phénomènes, il n'est plus guère possible de douter que l'Esprit n'ait son siège dans le cerveau. Car je dis et je prouve que les animaux ont une âme, aussi bien que les hommes. (Voyez ma THÉOLOGIE NATURELLE, *histoire philosophique, critique et morale*. Cet ouvrage paraîtra incessamment.)

Le fameux Descartes était si profondément pénétré de mon premier sentiment, que son Esprit inquiet voulut assigner à l'âme son juste emplacement dans le cerveau. C'est lui qui l'a emprisonnée dans la glande pinéale. Malheureusement pour le système, on a vu un homme de 75 ans, fort et robuste jusqu'au dernier instant de sa vie, qui avait cette glande entourée d'une croûte pierreuse; on a aussi disséqué plusieurs sujets en qui cette glande manquait absolument.

Il serait bien à souhaiter, pour l'honneur de la philosophie et pour la gloire de l'homme, que dans toutes ces matières abstraites et difficiles, on sût se borner à écouter et à croire bonnement la Nature ! Elle nous en dit toujours assez pour notre satisfaction, mais elle nous défend expressément de trop l'approfondir. Nous devrions toujours avoir présente à l'esprit cette vieille et sage maxime : « Il y a des choses » qu'il faut savoir ignorer, parce qu'il est inutile » de vouloir les connaître. » Mais non, il faut que notre imagination travaille au risque de s'égarer. Tel, dit-on, croyait à l'existence et à l'immortalité de l'âme, qui, après une méditation long-tems soutenue et une dissection pénible, n'en ayant pu découvrir l'emplacement *à l'origine des nerfs*, s'est écrié : » Il » n'y a point d'âme! » Quel résultat malheureux!

CHAPITRE TROISIEME.

DES EXTRÉMITÉS.

LES Extrémités du corps humain se divisent en Extrémités supérieures et en Extrémités inférieures. Par Extrémités supérieures, on entend ce qu'on nomme en général les Bras, et par Extrémités inférieures, ce qu'on nomme en général les Jambes.

ARTICLE PREMIER.
DES BRAS.

LES Extrémités supérieures ou les Bras, se divisent chacune en quatre parties, qui sont: l'Épaule, le Bras proprement dit, l'Avant-bras et la Main.

§. I.
De l'Épaule.

L'ÉPAULE, quoiqu'appartenante au tronc, est considérée, dans l'usage ordinaire, comme formant la partie supérieure du Bras , parce qu'elle est composée du sommet de l'os du bras , autant que des deux os que nous avons nommés l'omoplate et la clavicule. On peut distinguer quatre parties différentes dans l'Épaule, savoir : l'Épaule proprement dite, qui est la partie supérieure du tronc située de chaque côté du cou , tant à gauche qu'à droite ; le devant de l'Épaule, qui répond à la clavicule ; le derrière de l'Épaule ou l'Omoplate , qui fait partie du dos ; et le Moignon de l'Épaule, qui est la partie arrondie du sommet du bras.

§. I I.

Du Bras.

LE Bras proprement dit s'étend, par devant, depuis le moignon de l'épaule jusqu'au pli du Bras , qu'on nomme plus communément la Saignée ; et, par derrière, depuis le moignon jusqu'au coude. Le Bras ne renferme qu'un seul os long. Tout ce qu'on remarque dans cette partie, c'est le Creux de l'aisselle et la saignée.

Le Creux de l'aisselle , dont nous avons déjà

parlé, est formé par la réunion de la partie supérieure du Bras et du tronc.

La Saignée a été ainsi nommée, parce que c'est en cet endroit que se fait ordinairement la phlébotomie ou l'opération de la saignée. La veine sur laquelle se fait le plus souvent cette opération, se trouve à la partie moyenne du pli du Bras, et se nomme la Veine médiane. On ne peut trop recommander aux malades de se méfier de ces médecins qui n'ont d'autre remède que les saignées, ou qui en ordonnent de trop fréquentes et de trop abondantes. « Le » sang (dit De Bienville) renferme les maté- » riaux de l'édifice dont il est lui-même l'ar- » chitecte. Comment est-il possible de réparer » cet édifice sans matériaux, et sans le principal » ouvrier ? Il n'est donc point de cas où l'on » doive épuiser de sang un homme, à moins » de vouloir lui ôter la vie. Quand le médecin » se voit arrivé à cette cruelle alternative, son » devoir est de se retirer, si son expérience » ne lui donne d'autre moyen pour soulager, » que d'anéantir les principes de l'existence,

» sans pouvoir se flatter d'un espoir raisonnable
» de les réparer. »

§. I I I.

De l'Avant-Bras.

L'AVANT-BRAS s'étend depuis le coude et le
pli du bras jusqu'au poignet. Il renferme deux
os longs à-peu-près égaux. Si le pli du bras
ou la saignée semble appartenir à la partie
inférieure et antérieure du bras, le coude dépend entièrement de la partie supérieure et
postérieure de l'Avant-bras. On ne voit rien de
remarquable dans toute cette partie.

§. I V

De la Main.

LA Main, qui peut être particulièrement
considérée comme l'organe du toucher, et du
tact (le plus éclairé des sens), est la partie qui
termine chacune des extrémités supérieures.
Elle comprend le Poignet et la Main proprement dite.

Le Poignet, que les anatomistes nomment

assez souvent le Carpe, est la partie supérieure de la Main, ou celle qui unit la Main à l'avant-bras. On y distingue un Dessus, un Dessous et deux Côtés. Le Dessus et les Côtés du Poignet n'ont rien de remarquable. Quant au dessous, on y observe un battement qu'on nomme le Pouls, et qui est produit par le mouvement du sang dans une artère, nommée l'Artère radiale. Le Pouls, comme on le sait, est le principal régulateur de la médecine et de la chirurgie, dans les maladies qui affligent le corps humain. On prétend que ce battement est le résultat de la dilatation et de la contraction de l'artère, plus ou moins chargée du sang que le cœur y envoie. Cependant Arthaud, dans sa Dissertation sur la pulsation des artères, nous apprend que le coup dont est frappé le doigt appliqué sur une artère d'un animal vivant, doit être attribué, non pas, comme les physiologistes l'ont cru jusqu'à ce jour, à une dilatation de l'artère produite par l'effort du sang chassé du cœur dans ce vaisseau, mais tout simplement à l'effort du sang chassé du cœur dans l'artère, contre un

F 4

obstacle (le doigt) qui en change la forme cylindrique, et qui s'oppose ainsi au cours direct des colonnes latérales du sang dans le vaisseau qu'il parcourt. On ne peut disconvenir que ce système n'offre quelque chose de séduisant. Néanmoins il est entièrement idéal, et il a été rejeté , comme doit l'être toute innovation hasardée, dont les sciences et les arts ne peuvent recevoir aucun degré de perfection. (Voyez l'article ARTHAUD , dans le Dictionnaire.)

On remarque dans la Main proprement dite, un Dessus ou le Dos de la Main , un Dedans ou la Paûme de la Main, et les Doigts qui sont au nombre de cinq.

Le Dos et la Paûme de la Main n'ont rien de remarquable, si ce n'est quelques lignes sur celle-ci , lesquelles, en forme d'une grande M bâtarde, ont beaucoup servi à faire gagner de l'argent aux Chiromanciens ou diseurs de bonne aventure. Mais ces lignes ne sont autre chose que les plis naturels de la Main.

Les Doigts ont reçu des noms différens , selon leur situation et leur usage. Le premier ou le plus gros se nomme le Pouce , parce qu'il a

plus de force que les autres , et qu'il sert ordinairement à pousser les corps extérieurs. Le
second se nomme l'Index ou l'Indicateur , parce
que nous nous en servons pour indiquer les
objets. Le troisième se nomme le Doigt du
milieu ou le Long Doigt, à cause de sa position et de sa longueur. Le quatrième se nomme
l'Annulaire , parce que c'était à ce Doigt que
les anciens portaient leurs anneaux, à la main
gauche. Le cinquième se nomme le Petit Doigt
ou l'Auriculaire , parce qu'il est le plus petit
et qu'on l'introduit ordinairement dans les
oreilles , lorsqu'on y sent quelque démangeaison
ou toute autre incommodité.

Chaque Doigt est composé de trois pièces
auxquelles on a donné le nom générique de
Phalanges. Les Phalanges se distinguent tout
simplement en Premières , Secondes et Troisièmes. Leurs jointures prennent le nom d'Articulations des Doigts, et ne sont aussi distinguées
qu'en Premières , Secondes et Troisièmes. La
première Phalange d'un Doigt est celle qui tient
immédiatement à la Main ; et la première Articulation, celle qui se trouve entre la première

Phalange de ce Doigt et l'os de l'intérieur de la Main qui y répond. Les secondes et troisièmes Phalanges ou Articulations viennent après et de suite. Le Pouce seul, n'a que deux Phalanges. Quelques anatomistes, je ne sais pourquoi, se sont plûs à lui en donner trois, plaçant l'origine de sa première Phalange au poignet. Mais cette division est d'autant plus vicieuse, que l'os qui forme cette prétendue Phalange, ressemble absolument à ceux qui se trouvent dans la portion large de la Main. Le citoyen Sabatier, un de nos meilleurs auteurs modernes, ne lui en donne que deux.

On voit à l'extrémité de la dernière Phalange de chaque doigt et en-dessus, des corps durs, plats et d'une substance à-peu-près semblable à de la corne. Ces corps se nomment les Ongles. Leur conformation extérieure semble indiquer qu'ils sont principalement destinés à l'affermissement du bout des Doigts. On distingue dans chaque Ongle, une Racine, un Corps et un Bout ou Extrémité. La Racine des Ongles est blanche ; elle paraît extérieurement en forme de croissant, ce qui fait qu'on la désigne quelquefois sous le nom de Lunule. L'Ongle est beaucoup moins épais à sa racine qu'à son Extrémité, qui en est la partie la plus solide, et qu'on est dans l'usage de couper par propreté. Le Corps de l'Ongle, plus ou moins voûté selon les sujets, paraît de la même couleur que la peau, sans doute à cause de sa diaphanéité ou transparence. Lorsqu'on relève de maladie, il arrive assez souvent que les Ongles se trouvent plus recourbés et plus crochus qu'à l'ordinaire; cela provient de la maigreur des personnes convalescentes, et de ce que les Ongles s'appliquent alors immédiatement sur les os des troisièmes phalanges des Doigts.

ARTICLE SECOND.

DES JAMBES.

LES Extrémités inférieures ou les Jambes, se divisent chacune en trois parties, qui sont : la Cuisse, la Jambe proprement dite, et le Pied.

§. I.

De la Cuisse.

LA Cuisse s'étend, par devant, depuis l'aîne.

ou le pli de l'aîne, jusqu'au-dessus du genou ; et, par derrière, depuis le bas de la région lombaire, jusqu'au pli ou petit creux qui se trouve opposé au genou. Elle ne renferme qu'un seul os long. La partie supérieure et postérieure de la Cuisse se nomme la Fesse, sa partie supérieure latérale prend communément le nom de Hanche, et sa partie inférieure et postérieure celui de Jarret. Les autres parties de la Cuisse ne renferment rien de remarquable, et se distinguent seulement, dans le milieu de sa longueur, en Devant, Derrière, Dedans et Côté de la Cuisse. Les deux fesses ensemble forment le Derrière ou le Cul.

§. I I.

De la Jambe.

La Jambe proprement dite renferme deux os longs, et s'étend depuis le genou et le jarret, jusqu'aux deux Malléoles ou Chevilles du pied, qui se distinguent en interne et externe, et qui ne sont autre chose que les deux extrémités inférieures des deux os de la Jambe. La partie antérieure ou le devant de la Jambe est fort

peu garnie de chair , et est toujours extrêmement sensible ; cela vient de ce que les nerfs
de cette partie doivent être nécessairement offen-
sés , à la moindre pression des corps extérieurs
contre l'os de la Jambe. La partie postérieure
ou le derrière de la Jambe porte , par en haut ,
une masse de chair composée de deux éminences
réunies , qu'on distingue en interne et externe.
L'éminence interne est la plus considérable et
descend un peu plus bas que l'autre. Ces deux
éminences se nomment vulgairement le Gras de
la Jambe ou le Mollet , et en terme d'anatomie
les deux Jumeaux. De même que le coude fait
partie de l'avant-bras , le genou est la partie
la plus supérieure de la Jambe. On considère
même comme appartenant à la Jambe plutôt
qu'à la cuisse , un petit os qui se trouve anté-
rieurement dans l'intervalle de l'articulation de
l'os du genou avec celui de la cuisse. Ce petit
os , qui peut très-facilement se sentir et se mouvoir sous les doigts , lorsque la Jambe est tendue
sans raideur , a quelque ressemblance avec une
grosse châtaigne , et se nomme la Rotule du
genou.

Entre les deux chevilles du pied et posté-
rieurement, se trouve une espèce d'éminence
allongée et assez considérable, qui descend
de l'intervalle des deux masses de chair qui
composent le mollet. Nos anciens anatomistes
ont nommé cette éminence le Tendon d'A-
chille. Elle est beaucoup plus apparente dans
les personnes maigres que dans celles qui jouis-
sent d'un certain embonpoint. Si l'on doit en
croire le savant Haller, d'après ses nombreuses
expériences sur la nature sensible et irritable,
il est faux que ce Tendon soit susceptible du
sentiment qu'on lui a long-tems supposé ; et
q e sa rupture, même négligée jusqu'à un certain point, puisse occasionner la mort. Achille
blessé d'une flèche au talon, la seule partie de
tout son corps qui ne fût pas invulnérable, et
Achille mort d'une pareille blessure, pourraient
donc bien être deux évènemens également fa-
buleux. Mais qui ne sait aujourd'hui qu'Achille
est le symbole du sage et de l'homme de génie ?
Quelque parfait qu'on soit, quelque force d'esprit qu'on ait reçu de la Nature, on est toujours
faible par quelqu'endroit, et c'est par-là qu'on

ressemble à Achille, et qu'on se trouve lié à la misérable condition des mortels.

§. I I I.

Du Pied.

LE Pied est la dernière partie de chacune des extrémités inférieures et de tout le corps humain. Il comprend le Talon, le Cou-de-pied, la Plante du Pied, les Côtés du Pied, et le Bout du Pied.

Le Talon est l'extrémité postérieure et arrondie qui se trouve immédiatement sous le tendon d'Achille. Le Cou-de-pied ou le Cou-du-pied est la partie la plus supérieure du Pied, laquelle se trouve toujours un peu convexe et en talus. Le Dessous ou la Plante du Pied n'a rien de remarquable, elle est la base qui assure l'équilibre du corps de l'homme, lorsqu'il est debout ou qu'il se met en mouvement. Par Côtés du Pied, on entend les faces internes et externes du Pied. Enfin le Bout ou la Pointe du Pied en est la partie la plus extrême ; elle comprend cinq doigts, qu'on nomme plus particulièrement

Orteils, et qu'on distingue en premier, second, troisième, quatrième et cinquième.

Le premier Orteil prend assez indifféremment le nom de Gros Orteil ou de Pouce du Pied. Il n'a, comme le pouce de la main, que deux phalanges, au lieu que chacun des autres Orteils en a trois. Ce qu'on peut remarquer dans les doigts du Pied, c'est que leur grosseur respective n'est absolument point proportionnée à leur grandeur, et que leur grandeur et leur grosseur n'ont aucun rapport avec celle des doigts de la main. Dans les doigts de la main, si l'on veut donner, non pas trois phalanges, mais trois os au pouce, (ce qui est peut-être permis, à cause du mouvement qu'on remarque à chacun de ces os,) on verra que la grosseur des cinq doigts est parfaitement proportionnée à leur longueur. Dans les doigts du Pied, le gros orteil est extrêmement épais, quoiqu'il ne soit guère plus long que les doigts qui l'accompagnent ; et l'excès de grandeur des Orteils ne semble être établi sur aucune proportion. On observe seulement que le troisième, le quatrième et le cinquième Orteil se dépacent chacun l'un

l'autre

l'autre de la longueur environ de son ongle.

Les Ongles des doigts des Pieds étant des corps semblables à ceux des doigts des mains, on peut appliquer à ceux-là tout ce que nous avons dit de ceux-ci; observant toutefois que les Ongles des orteils ne sont pas aussi bien conformés que ceux des mains, soit à cause de la fatigue qu'ils éprouvent dans la marche, soit à cause de l'habitude que nous avons d'enfermer nos pieds dans des chaussures plus ou moins étroites, et presque toujours nuisibles au libre développement de la Nature.

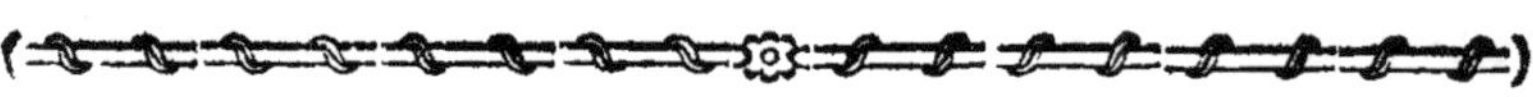

CHAPITRE QUATRIEME.

DES TÉGUMENS COMMUNS.

Le mot Tégument vient d'un mot latin qui veut dire Couverture, Enveloppe. Par Tégumens communs ou universels, on entend donc les enveloppes qui recouvrent tout l'extérieur du corps humain. Ces enveloppes sont au nombre de trois, savoir : l'Épiderme ou la Surpeau, le Derme ou la Peau, et la Membrane adipeuse ou graisseuse.

ARTICLE PREMIER.

DE L'ÉPIDERME.

L'Épiderme est une membrane extrêmement mince et transparente qui couvre toute la peau, à laquelle elle est intimement unie, et qui entre dans toutes les grandes cavités extérieures du corps, telles que la bouche, les narines, les trous des oreilles externes , les fentes des paupières , l'ouverture des parties naturelles et l'anus.

On découvre , avec le secours d'excellens microscopes , que l'Épiderme est composé d'un grand nombre de petites écailles étroitement appliquées les unes sur les autres. Plusieurs anatomistes ont pensé que cette membrane se forme des exhalaisons qui s'échappent de toute l'habitude du corps , et qui , condensées par l'action de l'air , produisent une espèce de croûte sur la peau. Mais ce sentiment doit paraître d'autant plus erroné , que l'Épiderme se trouve formé même sur le fœtus qui nage dans l'eau , quand il est dans le ventre de sa mère. Il n'y a point de sentiment bien établi sur l'origine de l'Épiderme , non plus que sur celle des ongles qui passent pour être une continuation ou une production de cette membrane. Quoi qu'il en soit , la régénération de l'Épiderme est aussi prompte que surprenante ; et tout le monde sait que , lorsqu'il est enlevé d'une manière quelconque , il se reproduit toujours avec facilité , sans qu'on aperçoive la moindre cicatrice , ce qui n'a pas lieu pour les coupures ou les déchiremens de la peau.

L'Épiderme paraît être dépourvu de tout sentiment. Si l'excoriation de cette membrane occasionne quelquefois de la douleur , c'est uniquement parce qu'elle adhère fortement aux parties qu'elle recouvre , et que ces parties sont douées d'une sensibilité qui ne leur permet pas de supporter indifféremment le contact trop subit de l'air.

Puisque l'Épiderme sert d'intermédiaire entre l'organe du toucher et les corps extérieurs , il est évident que le sentiment de cet organe doit être d'autant plus ou d'autant moins subtil , que l'Épiderme est d'une plus ou moins grande finesse , selon les sujets et les différentes parties sur lesquelles il se trouve. Son usage est de rendre la peau plus douce et plus unie , d'en modérer l'extrême sensibilité, et de tempérer l'évacuation des humeurs qui s'exhalent sans cesse de toutes les parties de notre corps.

ARTICLE SECOND.

DE LA PEAU.

Le Derme ou la Peau, est la seconde enveloppe extérieure du corps humain, et la membrane qui se trouve immédiatement sous l'Épiderme. On la distingue en Interne et Externe.

La partie Interne de la Peau en est la base ou le corps, et est nommée le Cuir. Cette partie est formée d'un nombre innombrable de fibres tendineuses, et de vaisseaux sanguins et lymphatiques, confondus et entrelassés les uns dans les autres d'une manière admirable dans toute son étendue. Je crois que c'est Winslow qui a comparé ce tissu à celui des poils qui entrent dans la composition d'un chapeau ; mais on a très-bien observé que c'était ne rien dire, ou du moins ne rien apprendre, puisqu'on ne peut se former aucune idée du tissu de ces poils.

La partie Externe de la Peau est composée d'une infinité de petits mamelons ou de petites houpes, qui sont les extrémités des fibrilles tendineuses, nerveuses et vasculaires qui forment

G 3

sa base. Ces mamelons sont maintenus chacun dans leur place, par une espèce de réseau ou d'humeur onctueuse et endurcie, à laquelle on a donné le nom de Corps muqueux ou de Corps réticulaire. Ce sont ces mamelons qui, rangés diversement les uns à côté des autres, produisent les lignes plus ou moins saillantes qu'on voit sur la peau et principalement dans le dedans des mains, où elles ont plus de hauteur qu'ailleurs, quoique les mamelons y soient un peu plus déliés.

L'épaisseur de la peau n'est pas égale dans toutes les parties du corps. Elle est plus épaisse sous la plante des pieds, dans la paûme de la main, aux genoux, au dos, au cou et sur toute la partie chevelue de la tête. Elle est plus mince et plus délicate aux extrémités des doigts des mains, au visage, aux paupières où elle est d'une très-grande finesse, et aux parties naturelles, sur-tout chez les femmes et les enfans.

Outre les ouvertures considérables qu'on remarque dans la peau, elle en a encore une infinité d'autres plus ou moins imperceptibles, qu'on nomme en général Pores. Les Pores servent à l'évacuation continuelle de la transpiration insensible ou cutanée.

La Peau, aussi bien que l'épiderme, préserve, jusqu'à un certain point, les différentes parties qu'elle enveloppe, de toutes les injures extérieures qui pourraient, ou les offenser, ou en déranger l'économie. Organe immédiat du toucher, elle transmet à l'âme, par le moyen des nerfs, les diverses sensations du chaud et du froid, du poli et du crènelé, du mou et du dur, elle lui donne enfin la connaissance de toutes les qualités tactiles des corps.

La Peau est donc de toutes les parties du corps humain, celle qui est douée de la sensibilité la plus exquise. Pour se convaincre de cette vérité, il suffit de remarquer que les nerfs, sans lesquels nulle partie de l'Être animé ne serait sensible, viennent tous se terminer à la Peau, et qu'ils en forment la contexture ou le tissu filamenteux. L'insecte qui nous pique de son aiguillon imperceptible, nous apprend assez qu'il n'y a pas un seul point de la Peau sous lequel ne se trouve au moins un filet nerveux. Qui ne reconnaît ici la prévoyance et la sagesse de la Nature? Elle ne pouvait sans doute employer un moyen plus efficace, pour donner à l'homme une prompte connaissance des effets de tout ce qui l'environne, et pour le forcer à éviter toujours, avec le plus grand soin, tout ce qui peut lui causer quelque mal, ou porter atteinte au dépôt qu'elle lui a confié, celui de son existence sur ce globe.

ARTICLE TROISIÈME.

DE LA MEMBRANE ADIPEUSE.

LA Membrane adipeuse ou graisseuse est la troisième et la dernière enveloppe générale du corps humain. Elle se rencontre par-tout entre les muscles ou la chair et la peau. Les nombreuses cellules dont elle est composée communiquent toutes ensemble, et forment ce qu'on nomme le Tissu cellulaire. C'est dans ce Tissu que les bouchers soufflent l'air qu'ils introduisent dans le corps des animaux, pour donner plus d'apparence à leur viande.

La Membrane adipeuse est d'autant plus

sensible à la vue, et rend la peau d'autant plus blanche, que ses cellules ou espèces de petits sacs contiennent une plus grande quantité du suc huileux qu'on nomme la Graisse. La Graisse se trouve principalement à la plante des pieds, à la paûme de la main, au pénil ou à la motte, aux cuisses, aux fesses, aux joues, etc. La partie chevelue de la tête, les paupières, la verge et le scrotum en sont les moins chargés. Cette Membrane sert à entretenir la souplesse des muscles, à rendre le corps moins sensible au froid, à le nourrir dans de longues abstinences, et à donner une forme agréable et adoucie aux différentes parties qu'elle recouvre.

APPENDICE

SUR LES OS.

Il semble qu'en aucun traité d'anatomie, quelque abrégé qu'il soit, on ne puisse se dispenser de faire connaître le dénombrement et la distribution des Os, leur structure et leurs différentes connexions.

Les Os, assez ingénieusement comparés à ces charpentes qui, dans certains édifices, en déterminent la grandeur, la forme et toutes les dimensions, sont les parties les plus solides et les plus dures du mécanisme animal. Quelques auteurs ont avancé qu'ils en étaient aussi les parties les plus légères ; mais, après avoir voulu m'en assurer par moi-même, j'ai reconnu que, à volume égal, cela n'est pas généralement vrai.

Les Os donnent au corps toute la fermeté qui lui est nécessaire pour vaquer librement à ses fonctions, et pour se maintenir dans les différentes attitudes qui lui sont convenables. Leur assemblage, dans leur ordre naturel, forme ce qu'on nomme un Squelette.

Dénombrement et distribution des Os.

On peut compter, en général, 242 Os principaux, dans tout le corps humain : ce nombre est extrèmement facile à retenir.

La tête en contient soixante-cinq, y compris les dents, les osselets de l'ouïe, et les petits cartilages qui forment le nœud de la gorge. Dans cette énumération, l'on fait abstraction de quelques Os peu considérables, qu'on a nommés Surnuméraires, à cause qu'ils se rencontrent parmi les Os du crâne, à-peu-près comme les dents de même nom qui croissent quelquefois dans l'intérieur de la bouche.

Le corps ou le tronc, en contient cinquante-et-un, en comptant l'Os sacrum et le Coccix pour deux Os simples, et l'Os sternum ou du devant de la poitrine, dont nous parlerons ci-après, pour un seul Os. Les côtes, qui font partie du tronc, sont au nombre de vingt-quatre, douze de chaque côté. On a vu des sujets qui en avaient treize de chaque côté, mais cela est assez rare.

Les extrémités en comprennent cent vingt-six, sans avoir égard à plusieurs petits Os qui se trouvent dans les jointures de quelques doigts ou dans d'autres articulations , soit parce que ces Os sont extrêmement petits, et à-peu-près comme des grains de sésame auxquels on les a comparés en les nommant Os sésamoïdes, soit parce que le nombre en est indéterminé , et que leur situation varie beaucoup. Dans l'énumération des Os des extrémités supérieures , on a considéré les omoplates et les clavicules , comme faisant, avec l'os de chaque bras, partie de l'une et de l'autre épaule. Dans celle des extrémités inférieures, on y a compris les deux grands Os des hanches , pour ne pas s'écarter de la division ostéologique suivie par le plus grand nombre des anatomistes. Cependant ces deux derniers Os devraient toujours appartenir au tronc , puisqu'ils en forment la base.

Des Côtes en particulier.

DE tous les Os du corps , il n'y a que les

Côtes qui méritent, dans un ouvrage tel que celui-ci, quelques observations particulières sur leur distribution.

On est dans l'usage de les considérer en Vraies et Fausses Côtes. Les Vraies Côtes sont les supérieures, et se trouvent au nombre de sept de chaque côté. Elles s'articulent par derrière avec les vertèbres, et par devant avec un Os long et plat qui couvre toute la partie moyenne de la poitrine, depuis la fossette du cou jusqu'au creux de l'estomac. Cet Os se nomme le Sternum, le Brechet, ou l'Os de la poitrine. Les Fausses Côtes sont les inférieures, et se trouvent au nombre de cinq de chaque côté. Elles s'articulent seulement par derrière avec les vertèbres, et elles flottent ou se trouvent comme suspendues par devant.

Les Côtes, en général, ne sont pas immobiles, comme on serait porté à le croire. Elles ont deux sortes de mouvemens, l'un d'élévation, l'autre de tension. L'usage des Côtes est de former, autour du cœur et des poumons qu'elles renferment, une espèce de coffre ou de cage très-solide, pour les garantir des oppressions étrangères auxquelles ils pourraient être exposés. Leur mobilité et le ressort qui leur est propre, les a fait aussi ranger dans le mécanisme de la respiration.

De la nature des Os.

LA substance des Os est, de même que celle de toutes les parties du corps, quelles qu'elles soient, un assemblage et un tissu de fibres ou filets minces et déliés, qui sont plus ou moins solides, et différemment disposés, selon la conformation et l'usage de chaque partie.

Tous les Os n'ont pas une égale consistance dans toute leur étendue. Le dehors est généralement d'une plus grande compacité que le dedans, qui est toujours d'une substance spongieuse ou cellulaire, imbue d'un certain suc moëlleux plus ou moins liquide. S'il y a des exceptions, ce ne peut être qu'à l'égard des dents, et de quelques petits Os de la tête, lesquels, extrêmement minces, semblent être entièrement solides.

Outre l'infinité de petits trous que renferme la partie spongieuse ou intérieure des Os, on voit encore, dans le milieu de plusieurs d'en-tr'eux, de grandes cavités qui en parcourent presque toute la longueur. Ces cavités se trou-vent principalement dans les Os des bras et avant-bras, dans les clavicules, dans plusieurs de ceux des mains, dans les Os des cuisses et des jambes, à l'exception de la rotule, et dans quelques-uns de ceux des pieds. C'est dans ces sortes de tuyaux que se trouve la substance onctueuse, grasse et jaunâtre qu'on nomme la Moëlle. Cette substance huileuse, en s'insinuant sans cesse et peu-à-peu dans la substance propre des Os, les nourrit, les fait croître, et les rend souples ou moins cassans.

A ces sortes de cavités on peut encore en ajouter d'autres d'une espèce différente. Ce sont les petits conduits très-étroits qui traversent les Os de part en part, ou qui se terminent souvent dans leur intérieur. Par le moyen de ces conduits plus ou moins imperceptibles, quantité de vaisseaux sanguins capillaires, et (selon quelques-uns) plusieurs filamens ner-

veux parviennent jusqu'à leur substance moëlleuse et s'y répandent. Les vaisseaux sanguins
la nourrissent et l'entretiennent ; les nerfs lui
donnent la sensibilité. Mais le célèbre Haller
prétend que la moëlle des Os ne reçoit aucun
nerf, et qu'elle est entièrement insensible. Quant
à la substance propre des Os , il faut bien la
considérer comme dépourvue de tout sentiment,
puisque, d'après les expériences de cet anatomiste , l'application même du feu n'y excite
aucune douleur. Ainsi il faut croire, en se
dépouillant de tout préjugé , que , dans les
amputations des membres , les douleurs aiguës
que ressentent les malades , proviennent plutôt
de l'ébranlement que la scie donne à l'Os sur
les parties environnantes , que de la sensibilité
propre de cet Os , sensibilité qui passe généralement aujourd'hui pour une chimère.

De l'articulation des Os , et de leurs envelopes.

Les Os s'articulent les uns dans les autres,
avec mouvement ou sans mouvement.

Dans l'articulation mobile , les pièces sont

absolument

absolument séparées ; mais, à l'endroit où elles se touchent , elles tiennent, de part et d'autre, ou à un même cartilage visqueux et élastique qui les unit ensemble , et qui leur permet un léger mouvement de flexion , comme cela se voit, par exemple , dans l'épine du dos ; ou bien , elles ont chacune un cartilage dur , blanc et très-poli , qui leur permet de glisser les uns sur les autres , comme dans les Os des extrémités supérieures et inférieures. Les Os après lesquels se trouvent ces deux sortes de cartilages sont revêtus , à l'endroit où ils se touchent , de plusieurs espèces de ligamens , qui , comme des bandes ou des enveloppes , les embrassent en commun , et les soutiennent constamment dans leur état naturel Ce n'est que par ces espèces de liens que tous leurs mouvemens sont assurés. Les vertèbres , outre leurs cartilages communs, sont encore extrêmement chargées de ces sortes de ligamens : la Nature a voulu sans doute leur donner une force et une solidité capables de résister à l'extrême fatigue à laquelle elle les a exposées.

Dans l'articulation immobile, les pièces sont

assemblées de manière à demeurer fixées dans leur situation, sans aucun mouvement. Elles sont si intimement unies ensemble, qu'à l'endroit où elles se touchent, elles ne forment, pour ainsi dire, qu'un seul et même Os. Cela se voit, par exemple, à la jonction de presque tous les Os de la tête. Ces pièces ne laissent pourtant pas d'être recouvertes de ligamens, qui, par leur nombre ou leur épaisseur, les fixent encore d'autant plus les unes aux autres, qu'elles sont ou doivent être plus sujètes à éprouver quelque dérangement.

Tout l'extérieur des Os, à l'exception de la partie des dents qui se trouve hors des alvéoles, est revêtue d'un membrane très-forte et très-dure qu'on nomme Péricrâne ou Périoste, selon qu'elle enveloppe les Os de la tête, ou ceux des autres parties du corps. Cette membrane, étroitement unie aux divers ligamens des os, forme, par son adhésion à leur substance, une enveloppe générale qui augmente beaucoup leur solidité, et assure aussi leurs mouvemens. Le Périoste passe pour être dépourvu de tout sentiment, aussi bien que les Os et la

moëlle. Quant au Péricrâne , si l'affirmative,
dit Haller , ne paraît pas également constatée ,
cela vient du grand nombre de nerfs qui
s'avancent de toutes parts sous la peau de la
tête , et qui ne permettent guère de procéder
avec exactitude sur cette partie.

FIN.

A V I S.

Pour empêcher toute espèce de contrefaçon, nous prévenons que chaque exemplaire de cet ouvrage sera signé, au bas de cette page, des noms TARENNE et GAYANT, avec paraphe. Nous déclarons, qu'en vertu de la loi du 19 de juillet, an 2 de la République française, nous poursuivrons pardevant les Tribunaux les contrefacteurs ou débitans d'éditions contrefaites. Nous prions les personnes entre les mains desquelles tomberaient de pareils ouvrages, de vouloir bien en donner avis à l'Auteur.

DICTIONNAIRE

DES MOTS TECHNIQUES

ET

DES NOMS PROPRES OU D'AUTEURS

QUI SE TROUVENT DANS CET OUVRAGE.

Explication des abréviations dont on se sert
dans ce Dictionnaire.

Adj. adjectif ; *adv.* adverbe ; *n. p.* nom propre ; *s, m.*
susbtantif masculin ; *s. f.* substantif féminin ; *s. f. pl.*
substantif féminin qui ne se dit qu'au pluriel ; *v. a.*
verbe actif ; *v. n.* verbe neutre ; *v. pron.* verbe pro-
nominé, (ou pronominal, en style vulgaire.)

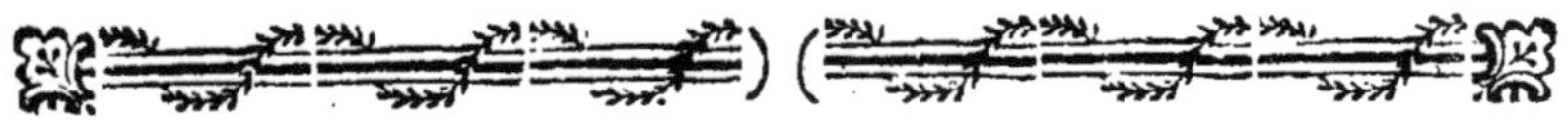

DICTIONNAIRE

DES MOTS TECHNIQUES

ET

DES NOMS PROPRES OU D'AUTEURS

QUI SE TROUVENT DANS CET OUVRAGE.

(Nous engageons nos lecteurs à parcourir ce Dictionnaire.)

A.

ABSTERGER , *v a.* Nétoyer , laver.

ABSTRAIT , AITE , *adj.* Qui est au dessus des idées communes des hommes.

ACHILLE , *n. p.* Fils de Pélée, roi de Phtiotide en Thessalie, fut le plus fameux héros de la Grèce. La nymphe Thétis , sa mère , le plongea, dès son enfance , dans le Styx, fleuve des enfers, pour le rendre invulnérable. Il le fut effectivement par tout le corps, (dit la *Fable* ,) excepté au talon, qui se trouva hors de l'eau , en le plongeant. Achille mourut, au siège de Troie , de la blessure d'une flèche que lui décocha Paris , à l'instant où il allait épouser Polyxène , sœur de celui-ci.

On crut qu'Appollon avait dirigé le trait à l'endroit qui n'était point invulnérable.

ACOUSTIQUE, *adj.* Qui appartient ou qui a rapport à l'ouïe. C'est aussi le nom qu'on donne à un nerf qui va s'insérer dans l'oreille interne, et par le moyen duquel l'âme a la perception des sons.

ADIPEUX, EUSE, *adj.* Qui appartient ou qui se distribue à la graisse.

ADOLESCENCE, *s. f.* Époque de la vie humaine ou âge qui suit l'enfance, depuis quatorze ans jusqu'à vingt ans. Il ne se dit guère que des garçons. (Voyez *Puberté.*)

AMPUTATION, *s. f.* Opération de la chirurgie, qui consiste à couper un membre avec le fer, et à le retrancher du reste du corps.

ANACRÉON, *n. p.* Poëte lyrique, natif de Téos ou Tée, ville d'Ionie, vivait du tems de Cyrus, de Cambyse et de Darius. Polycrate, tyran de Samos, lui ayant fait un présent de quatre talens (environ 9000 f. de notre monnaie), il le renvoya à son bienfaiteur, en lui disant que cette somme l'avait empêché de dormir deux nuits de suite, et que, toute considérable qu'elle était, le sommeil valait encore davantage. Jusqu'à la fin de ses jours, Anacréon fut amateur de la bonne chère et de toutes les sortes de plaisirs. Ses poésies, remplies de beautés et de grace, consistent uniquement en des chansons à boire et en des pièces de galanterie. Il mourut d'un pepin de raisin, qui l'étouffa à l'âge de 85 ans.

Voici une Ode qui donnera une juste idée de la morale que professait ce poëte.

La Morale naturelle,

ODE ANACRÉONTIQUE.

SÉLIME, écoutez mes accens :
Ma voix est légère et flexible.
Les ris et les jeux innocens
Charmeront votre âme sensible.

IL faut, pour trouver le bonheur,
Ne pas trop craindre la censure ;
Il faut abandonner son cœur
Aux doux penchans de la nature.

QUE l'insensé, sombre, éperdu,
Tâche d'atteindre à la sagesse !
Pour vous, fuyez toute vertu
Qui ne conduit qu'à la tristesse.

GARDEZ-VOUS de l'austérité
De l'aveugle philosophie ;
On peut jouir en liberté
De tous les plaisirs de la vie.

ANATOMIE, *s. f.* Science qui donne la connaissance des différentes parties du corps animal mort et disséqué, et même celle des parties des plantes. On entend aussi quelquefois par ce terme, l'art même de disséquer, le sujet disséqué, la représentation de l'objet disséqué.

ANATOMISTE, *s. m.* Celui qui est auteur d'un ouvrage d'anatomie, mais plutôt celui qui sait bien disséquer et qui enseigne l'anatomie.

ANGLE, *s. m.* La figure que forment deux parties ou deux lignes qui se rapprochent jusqu'à ce qu'elles se touchent en un point.

ANIMAL, *s. m.* Tout corps organisé qui est doué de la vie et du sentiment.

ANIMAL, ALE, *adj.* Qui appartient ou qui a rapport à l'animal.

ANKYLOSÉ, ÉE, *adj.* Raide et privé de mouvement, comme si deux pièces unies n'en formaient qu'une seule.

ANTÉRIEUR, EURE, *adj.* Qui est par-devant ou sur le devant.

ANTHROPOGRAPHIE, *s. f.* Description de l'homme ou des différentes parties qui composent l'homme, à la manière des anatomistes.

APPARENT, ENTE, *adj.* Qui est visible ou qui paraît.

AQUEUX, EUSE, *adj.* Qui est de la nature de l'eau ou ce en quoi l'eau abonde et domine.

ARCADE, *s. f.* Qui est figuré en ligne courbe ou en arc.

ARTÈRE, *s. f.* Conduit dont l'intérieur est lisse et uni, et dont la destination est de recevoir le sang que chasse le cœur, pour le distribuer à toutes les parties.

du corps ; dans l'état de vie, l'artère se reconnaît à un battement qui lui est propre et qui n'a point lieu dans les veines.

ARTHAUD, *n. p.* Auteur moderne qui a fait des expériences sur les artères, et sur la sensibilité des parties animales. L'ouvrage qu'on cite de lui a pour titre : *Dissertation sur la dilatation des artères et sur la sensibilité, appuyées de plusieurs expériences faites sur les animaux vivans.* Il n'y a guère que deux ou trois auteurs qui aient partagé son sentiment, entr'autres le citoyen Jadelot, ancien professeur de physiologie à Nancy, dans un *Mémoire sur la cause de la pulsation des artères.* Un partisan-né de ce système, physiologiste et médecin très-connu à Paris, que j'ai voulu voir avant de livrer cet ouvrage à l'impression, n'a pu me donner aucune réponse satisfaisante aux différentes questions que je lui ai faites sur ce sujet. Seulement il m'a lu plusieurs passages de Blumenbach, pour m'apprendre que ce savant ne croyait point non plus au mouvement de dilatation et de contraction des artères ; mais chacun peut assez se convaincre par lui-même, que Blumenbach n'en dit pas un mot. (Voyez *Tentamen physiologicum, à Doctore B * * *.*)

ARTICULATION, *s. f.* Manière dont les os sont naturellement unis ou assemblés les uns avec les autres.

ASSERTION, *s. f.* Sentiment ou proposition qu'on établit et qu'on soutient.

ATLAS, *n. p.* Ancien roi de la Mauritanie, qui est une grande contrée d'Afrique, en partie sur la mèr

Méditerranée et en partie sur l'Océan occidental. L'époque de son existence se perd dans la nuit des tems les plus reculés. Quelques-uns prétendent qu'il fut le même qu'Énoch ; d'autres le font contemporain de Moïse, et c'est le plus grand nombre. Selon l'opinion vulgaire, il passe pour être l'inventeur de l'astronomie, ou au moins de l'instrument qu'on nomme sphère ; c'est sans doute ce qui a donné lieu à la *Fable* de raconter qu'il portait le Monde sur ses épaules. Il avait sa résidence sur la montague d'Afrique qui porte encore aujourd'hui son nom. Quoique les poëtes aient débité que le sommet de cette montagne se perd dans les cieux, sa hauteur n'est cependant pas comparable à celle des Alpes, ni même à celle des Pyrénées, qui ne sont pas les plus hautes montagnes du Monde.

AUDITIF, IVE, *adj.* Qui appartient ou qui a rapport à l'organe de l'ouïe.

AVELINE, *s. f.* Espèce de grosse noisette.

B.

BARTHOLIN (*Thomas*), *n. p.* Fils d'un médecin de Malmoë, petite ville de Suède, fut médecin lui-même et littérateur. On lui doit plusieurs découvertes en anatomie. On lit, dans ses ouvrages, un fait merveilleux, qu'il est intéressant de rapporter : *une fille du seizième siècle nâquit grosse d'un autre enfant.* Il mourut, en 1680, âgé de 64 ans.

BASE, *s. f.* Ce qui porte et soutient une chose. On

donne aussi ce nom à la partie principale, essentielle ou fondamentale d'une substance ou d'un corps quelconque.

BIENVILLE (*De*), *n. p.* Auteur moderne qui a fait l'ouvrage si connu sous le titre de *La Nymphomanie*.

BIFFURQUER (*Se*), *v. pron.* Se séparer en deux en forme fourche.

BOERHAAVE (*Herman*), *n. p.* Nâquit, en 1668, à Voorhout, village de Hollande, près de Leyde. Son père, simple ministre de ce village, l'ayant laissé, à l'âge de 15 ans, sans secours et sans bien, il se mit à enseigner les mathématiques, pour n'être à charge à personne. Il fut reçu docteur en médecine, à l'âge de 25 ans, et peu après nommé professeur de médecine de chymie et de botanique, en l'université de Leyde. Il mourut, en 1738, âgé de 70 ans. Cet homme célèbre, si peu fortuné dans sa première jeunesse, laissa à sa fille unique, quatre millions de notre monnaie. On prétend qu'après sa mort, on trouva, dans sa bibliothèque, un gros livre, magnifiquement relié, qu'il avait annoncé comme renfermant les plus beaux secrets de la médecine. Lorsqu'on ouvrit ce livre, on ne trouva par-tout que des pages blanches, depuis le commencement jusqu'à la fin, si ce n'est au frontispice, où on lisait : *Tenez-vous la tête fraîche, les pieds chauds, le ventre libre, et moquez-vous des médecins.* Ce secret rappèle l'apologue qu'on lit dans les Mélanges de d'Alembert : *la Nature est-elle aux prises avec la maladie ? un aveugle (c'est le médecin) arrive, armé d'un bâton, pour les mettre*

*d'accord. Il lève son arme , sans savoir où il va frapper :
s'il attrape la maladie , il la détruit ; s'il tombe sur la
Nature , il la tue.*

BOURRELET , *s. m.* Petite éminence ou élévation
ronde et vide par le milieu, formée des parties ac-
cessoires ou environnantes.

BUFFON (*Georges-Louis le Clerc de*), *n. p.* Nâquit
le 7 de septembre 1707 , à Montbart, département de
la Côte-d'Or. En 1739 , il fut nommé Intendant du
Jardin des plantes. Il a fait plusieurs ouvrages, dont
le plus célèbre est son *Histoire naturelle générale et
particulière.* Ce grand naturaliste mourut à Paris, le
16 d'avril 1788, âgé de 81 ans.

BULBE, *s. f.* Petit oignon.

C.

CAPILLAIRE , *adj* Qui a rapport aux cheveux, ou
qui est mince et délié comme un cheveu.

CARTILAGE, *s. m.* Matière ou portion d'os blanchâtre, tendre, susceptible de ressort, et qui s'endurcit
quelquefois , avec l'âge, au point de devenir aussi ferme
que les os.

CARTILAGINEUX , EUSE, *adj.* Qui est de la nature
du cartilage ou qui est composé de cartilages.

CELLULAIRE , *adj.* Qui a des cellules ou de petites
cavités en forme de loges , comme cela se voit , par
exemple, dans les ruches à miel.

CELLULEUX, EUSE, *adj.* Le même que Cellulaire, ou
qui appartient à ce qui est cellulaire.

Centre, *s. m.* Le point du milieu d'une chose, et quelquefois tout ce qui forme le milieu de cette chose.

Cercle, *s. m.* Espace ou figure plate limitée par une seule ligne courbe, dont toutes les parties sont à égale distance du point du milieu qui en est le centre. Mais on donne communément ce nom à ce qui ressemble plus ou moins à cette figure.

Cérumen, *s. m.* Cire : ce mot est tiré du latin.

Cérumineux, euse, *adj.* Qui a rapport au cérumen ou à la cire des oreilles.

Cervical, ale, *adj.* Qui appartient ou qui a rapport au cou.

Charnu, ue, *adj.* Qui est de chair, ou qui est bien fourni en chair.

Chiromancien, *s. m.* Espèce de sorcier ou de magicien qui croit avoir l'art de lire dans l'avenir, par l'inspection des lignes qui sont dans les plis de la paume des mains.

Chylification, *s. f.* Formation du chyle, ou action par laquelle une partie des alimens se convertit en chyle, lequel est une humeur blanche, laiteuse, et la base ou le principe du sang.

Cillement, *s. m.* Mouvement des paupières, lorsqu'elles se rapprochent l'une de l'autre pour l'abstersion des yeux.

Circoncision, *s. f.* Opération qui consiste à couper une partie du prépuce aux enfans mâles. On dit que les peuples du royaume de Perse ont coutume de mettre du papier brûlé sur ces sortes de plaies, comme le meilleur remède qu'ils connaissent : leur papier est fait avec du coton.

CIRCONFÉRENCE, *s. f.* La ligne courbe qui termine un cercle, ou vulgairement le contour de tout ce qui est à-peu-près rond ou circulaire.

CIRCULAIRE, *adj.* Qui va en rond ou qui a une figure ronde.

CLIGNEMENT *ou* CLIGNOTTEMENT, *s. m.* Affection des yeux qui met les paupières dans une agitation ou un tremblement continuel. Il y en a qui distinguent le clignement du clignottement. Ils disent que la définition précédente appartient au Clignottement, et que le Clignement est l'état des paupières à demi-rapprochées l'une de l'autre, par une cause quelconque, ou pour empêcher l'œil qui considère un objet d'être blessé par une trop grande lumière : cette distinction paraîtra surement bonne à admettre.

CŒUR, *s. m.* Organe ou partie de l'animal située dans le milieu de la cavité de la poitrine, entre les poumons. C'est au cœur qu'aboutissent les troncs des vaisseaux sanguins. Cet organe, après avoir reçu, par le moyen des veines, le sang qui est répandu dans toutes les parties du corps, le chasse dans les artères, par un mouvement continuel de dilatation et de contraction, dont la cause ou le principe nous est encore inconnu, mais qui dure autant et même plus que la vie.

COLLISION, *s. f.* Frottement ou froissement d'un cor s quelconque contre un autre.

COMMISSURE, *s. f.* Point de réunion de deux ou de plusieurs parties.

COMPACTE,

COMPACTE, *adj*. Qui est dur et serré, ou qui a beaucoup de poids sous peu de volume.

COMPRIMÉ, ÉE, *adj*. Qui est pressé ou serré avec violence.

COMPRIMER, *v. a.* Presser avec force.

CONCAVE, *adj*. Qui est creux et arrondi en dedans.

CONCAVITÉ, *s. f.* L'enfoncement ou le vide de ce qui est concave. La concavité se distingue ou doit se distinguer de la cavité, en ce que celle-ci est un enfoncement pur et simple, et que l'autre est un trou ou un vide d'une forme plus ou moins arrondie.

CONFORMATION, *s. f.* Arrangement ou disposition des parties d'un tout.

CONGLOMÉRÉ, ÉE, *adj*. Qui est amassé en peloton, ou qui est composé de plusieurs petits corps joints ensemble.

CONIQUE, *adj*. Qui a la forme d'un cône, c'est-à-dire, qui est large et circulaire par un bout, et qui se termine en pointe par l'autre, à-peu-près comme un pain de sucre.

CONNEXION, *s. f.* Assemblage, union ou articulation de plusieurs parties : il se dit particulièrement des os.

CONQUE, *s. f.* Coquille, ou ce qui a la forme d'une coquille.

CONTACT, *s. m.* Attouchement, ou ce qui fait que deux corps se touchent.

CONTEXTURE, *s. f.* L'entrelacement ou l'enchaînement des diverses parties d'un corps, ce qui le rend de telle ou telle nature, ou lui donne telle ou telle qualité.

CONTRACTER, (*Se*) *v. pron.* Se raccourcir ou se resserrer.

CONTRACTION, *s. f.* Action par laquelle une chose ou un corps quelconque se rétrécit ou se resserre.

CONVEXE, *adj.* Qui est relevé et courbé en dehors, et qui approche plus ou moins de la figure d'une boule.

CONVEXITÉ, *s. f.* Le dessus ou la superficie de ce qui est convexe.

COPULATION, *s. f.* L'accouplement ou l'union du mâle avec la femelle, pour l'acte de la génération.

CORIACE, *adj.* Qui est dur et ferme comme du cuir.

CORPUSCULE, *s. m.* Atôme ou corps extrêmement petit et léger.

CRACHAT, *s. m.* Humeur plus ou moins épaisse qu'on rejette par la bouche, et qui vient, soit des narines internes, soit des poumons, par la trachée-artère. Il ne faut pas confondre les crachats avec la salive. (**Voy.** ce dernier mot.)

CRANE, *s. m.* Assemblage de plusieurs os qui, en forme de casque, couvrent et renferment le cerveau, le cervelet et la moëlle allongée. Ces os sont au nombre de huit ; savoir : le coronal, l'occipital, les deux pariétaux, les deux temporaux, le sphénoïde et l'ethmoïde.

CUTANÉ, ÉE, *adj.* Qui appartient ou qui a rapport à la peau.

D.

DÉGLUTITION, *s. f.* Action par laquelle les alimens

sont introduits de la bouche dans l'œsophage et dans l'estomac.

Demi-circulaire, *adj*. Qui a la forme d'un demi-cercle ou d'un demi-rond.

Descartes (*René*), *n. p.* Né en 1596 , à la Haye, département d'Indre et Loire , fut d'abord militaire ꞏ et se fit connaître par sa passion extrême pour le jeu. Il devint ensuite un des plus grands philosophes et l'un des plus fameux génies qui parûrent dans le monde. Il fit plusieurs ouvrages de mathématiques et de philosophie , qui ont été les premiers fondemens de la bonne physique , et qui ont enseigné les règles du raisonnement, dans l'étude de la Nature. Il mourut en Suède , le 11 de février , 1650, âgé de 54 ans. Son corps fut transporté de Stockholm à Paris.

Diaphanéité, *s. f.* Qualité des corps au travers desquels passe la lumière. On dit la diaphanéité du verre , de l'eau, de la corne , etc. (Voyez *Transparence*.)

Digestion , *s. f.* Fonction par laquelle les alimens se dissolvent dans l'estomac , et sans laquelle la chylification ou la réparation du sang ne peut avoir lieu.

Dilatation , *s. f.* Action par laquelle une chose ou corps quelconque devient plus volumineux sans augmenter en poids , ou , rigoureusement parlant, action par laquelle il s'élargit et occupe plus d'espace qu'il n'en avait auparavant, sans acquérir une plus grande quantité de matière propre.

Dɪʟᴀᴛᴇ́, ᴇ́ᴇ, *adj.* Etat d'un corps qui occupe plus d'espace qu'auparavant, sans avoir acquis plus de matière.

Dɪsǫᴜᴇ, *s. m.* Ce qui est rond et plat.

Dɪᴠᴇʀɢᴇɴᴛ, ᴇɴᴛᴇ, *adj.* Se dit des lignes qui, partant d'un même point, s'écartent toujours de plus en plus l'une de l'autre, à mesure qu'elles s'éloignent de ce point commun : les rayons d'une roue sont des rayons divergens.

Dᴜᴘʟɪᴄᴀᴛᴜʀᴇ, *s. f.* L'endroit où une pellicule, une peau, une membrane quelconque est repliée sur elle-même.

E.

Eᴄᴏɴᴏᴍɪᴇ, *s. f.* Ordre, arrangement, harmonie qui règne entre les différentes parties d'une machine ou d'un corps organisé. (*Voyez Physiologie.*)

Eᴊᴀᴄᴜʟᴀᴛɪᴏɴ, *s. f.* Action par laquelle une liqueur est lancée au loin, avec force et raideur.

Eʟᴀsᴛɪᴄɪᴛᴇ́, *s. f.* Faculté qu'a un corps de se rétablir dans son état naturel, quand il a été plié, pressé ou comprimé.

Eʟᴀsᴛɪǫᴜᴇ, *adj.* Qui a du ressort, ou qui, après avoir été comprimé, se rétablit, par sa propre puissance, dans sa première forme ou dans son état naturel.

Eᴍɪʟᴇ, *s. m.* Roman très-connu de J. J. Rousseau.

Eᴍɪɴᴇɴᴛ, ᴇɴᴛᴇ, *adj.* Qui s'est élevé sur un corps, de manière à se faire distinguer de l'objet dont il fait partie.

ENCYCLOPÉDIE, *s. f.* Enchaînement ou ensemble de toutes les connaissances humaines ; dictionnaire raisonné des sciences, des arts des métiers.

ESTOMAC, *s. m.* Espèce de poche ou de sac membraneux situé dans la région épigastrique, un peu plus à gauche qu'à droite, et destiné à recevoir la nourriture, après la mastication et la déglutition, pour la convertir en chyle. L'estomac est d'une forme oblongue, et a deux orifices, dont l'un se joint à l'œsophage, et l'autre à la première partie des intestins, laquelle a été nommée l'intestin Duodenum, à cause de sa longueur, qui est à-peu-près de douze travers de doigts.

EXCISION, *s. f.* Action d'échancrer une chose, et se dit particulièrement de la circoncision des femmes' en Ethyopie, en Egypte, et dans quelques contrées de de l'Inde. Cette opération consiste à couper, avec un couteau ardent, la partie surabondante des nymphes.

EXCORIATION, *s.f.* Ecorchure superficielle de l'animal, et qui n'affecte que la peau.

EXCRÉMENT, *s. m.* Toute matière chassée hors du corps, par les voies naturelles, comme inutile, superflue, ou peu propre à sa nourriture. Ainsi le mucus ou la morve, la sueur, le cérumen ou la cire des oreilles, les larmes, les crachats, l'urine, etc., sont des excrémens. Mais on donne plus particulièrement ce nom aux matières qui sont rejetées au dehors, par le conduit postérieur du bas-ventre.

EXCRÉMENTIEL, ELLE, *adj.* Qui tient de la nature de l'excrément.

Excrétoire , *adj.* Qui repousse au dehors les liqueurs ou les humeurs séparées de la masse du sang par quelque vaisseau secrétoire.

Excroissance , *s. f.* Corps qui s'élève et qui croît sur un autre corps.

Expiration , *s. f.* Action ou partie de la res iration, dans laquelle l'air est chassé des poumons ou du dedans de la poitrine au dehors, par les narines et par la bouche. (Voyez *Inspiration.*)

Expulsion , *s. f.* Action par laquelle une chose est poussée hors d'un lieu.

Extension , *s. f.* Allongement ou prolongement d'une chose. On le dit quelquefois encore, en anatomie, pour indiquer un état contraire à celui de flexion, mais je crois qu'il vaut mieux alors faire usage du mot Tension. (Voyez ce mot.)

Extérieur , eure , *adj.* Qui est ou qui paraît au dehors de l'objet considéré.

Externe , *adj.* Qui est plus au dehors qu'une autre chose ou qu'une autre partie, laquelle sert de terme de comparaison et est dite interne. Ainsi ce qui est externe peut être intérieur, quoique cela soit plus généralement une partie extérieure.

F.

Fibre , *s. f.* Filet long et très-mince qui entre dans la formation de toutes les parties du corps animal.

Fibrille , *s. f.* Petite fibre; diminutif de fibre.

Filament, *s. m.* Petit fil composé de plusieurs fibres, ou petit vaisseau de la grosseur d'un fil.

Filamenteux, **euse**, *adj.* Qui est composé de filamens.

Flexibilité, *s. f.* Qualité de tout ce qui se ploie et de tout ce qui est élastique.

Flexion, *s. f.* Mouvement par lequel une chose se ploie, de manière que les deux extrémités se rapprochent plus ou moins l'une de l'autre.

G.

Générique, *adj.* Tout ce qui présente à l'esprit une idée générale de plusieurs choses ou de plusieurs Êtres, qu'on distingue ou qu'on peut distinguer en différentes espèces. Par exemple : *café* est un terme générique, qui renferme dans sa signification toutes les espèces de cafés ; *chien* est un terme générique, qui comprend toutes les espèces de chiens ; *phalange* est un terme générique, qui comprend les trois espèces de phalanges qu'on distingue, dans les doigts, en premières, secondes et troisièmes.

Glande, *s. f.* Petite masse ou petit amas de vaisseaux destinés à retenir quelque liqueur séparée de la masse du sang.

Glanduleux, **euse**, *adj.* Qui est composé de glandes, ou qui a rapport aux glandes.

Globe, *s. m.* Corps rond qui a une seule supperficie, telle qu'une boule.

Glutineux, euse, *adj.* Qui est collant, gluant ; ou qui ressemble à de la glu.

Graisseux, euse, *adj.* Qui est de graisse, ou qui est rempli de graisse.

H.

Habitude, *s. f.* Structure, disposition ou constitution fixe, ordinaire et habituelle du corps d'un animal vivant, relativement à ses seules parties extérieures.

Haller (*Albert*), *n. p.* Natif de Berne, en Suisse, fut d'abord poëte et ensuite médecin. Ses ouvrages les plus connus en français, sont, sa *Physiologie*, et ses *Mémoires sur la nature sensible et irritable des parties du corps animal*. Comme il savait interroger la Nature, ses écrits sont pleins de grandes vérités ; mais il était homme, et dès lors sujet à l'erreur. Il n'appréhendait surement pas d'en convenir lui-même, puisqu'il a mis pour vignette au frontispice de sa physiologie, une boussole avec cette devise : *fidem non derogat error.* Il mourut, en 1777, dans un âge avancé. Les nombreuses expériences de ce célèbre physiologiste, donnent le résultat suivant, sur la sensibilité et l'insensibilité des parties du corps humain dont nous avons parlé dans cet ouvrage. Les parties sensibles sont : le cerveau, les nerfs, la peau, les muscles, la trachée-artère, l'œsophage, l'estomac, les intestins, la vessie, les uretères, l'urèthre, le vagin, les parties génitales, le pénil, la motte, les glandes extrêmement peu, les viscères, le cœur moins que tous les autres : on peut y ajouter

la langue et tout l'intérieur de la bouche, quoique cela
ait déjà été dit, en nommant les muscles en général.
D'où l'on peut conclure, ce me semble , que la mort
la plus douce doit être celle qui suit immédiatement une blessure au cœur. Les parties insensibles sont :
l'épiderme , les ongles , les poils , le tissu cellulaire, la
graisse, les tendons , les membranes même celles qui
enveloppent le cerveau , les ligamens , le périoste, le
péricrâne , les os, la moëlle , les deux cornées, l'iris ,
et les artères avec les veines, qui du moins ne sont
sensibles qu'en quelques endroits où elles reçoivent des
nerfs.

Hectisie, *s. f.* Maladie de consomption , dans laquelle
le corps ne prend presque plus de nourriture et tombe
dans une extrême maigreur.

Houppe, *s. f.* Petite élévation arrondie.

Humeur , *s. f.* Tout fluide ou liquide produit dans
le corps par la digestion. Mais c'est plus particulièrement
tout ce qui se sépare de la masse du sang, comme
partie surabondante ; tels sont : la salive, les larmes, la
sueur, le cérumèn, etc.

I.

Imperceptible , *adj.* Qui ne peut être aperçu, ou,
plus généralement, qu'on voit très-peu.

Imperforé, ée , *adj.* Qui n'est point percé.

Implanté , ée , *adj.* Qni est planté sur ou dans
quelque chose.

Incarnat ate , *adj.* Qui est entre couleur de rose
et couleur de cerise.

K

INCIDENCE, *s. f.* Chûte d'une ligne sur un corps quelconque : un point d'incidence est l'endroit où une ligne rencontre un corps sur lequel elle tombe.

INODORE, *adj.* Qui n'a point d'odeur.

INSERTION, *s. f.* Attache de l'extrémité d'un conduit, d'un vaisseau, etc. à une partie quelconque du corps.

INSIPIDE, *adj.* Qui n'a point de saveur ou de goût.

INSOLUBLE, *adj.* Qui ne peut ni s'expliquer, ni se résoudre.

INSPIRATION, *s. f.* Action ou partie de la respiration, dans laquelle l'air est porté du dehors au dedans de la poitrine, par les narines et par la bouche. (Voyez *Expiration.*)

INSTANTANÉ, ÉE, *adj.* Qui se fait en un moment, ou qui ne dure qu'un instant.

INTÉRIEUR, EURE, *adj.* Qui est au dedans de l'objet considéré.

INTERNE, *adj.* Qui est un peu moins ou beaucoup moins au dehors qu'une autre chose ou qu'une autre partie, laquelle sert de terme de comparaison et est dite externe. Ainsi il est possible que ce qui est interne soit extérieur, mais, plus généralement, c'est une partie intérieure.

INTESTIN, *s. m.* Boyau ou canal qui s'étend depuis l'estomac, où il a son principe, jusqu'à l'anus, où il se termine. On dit les intestins, parce que ce canal a été divisé, par les anatomistes, en six parties, qu'ils ont nommées : le duodénum, le jéjunum, l'iléon, le cœcum, le colon et le rectum.

Intestinal, ale, *adj*. Qui appartient ou qui a rapport aux intestins.

Intromission ; *s. f.* Se dit d'un corps, soit solide, soit fluide, qui s'introduit ou qui est introduit dans un autre.

Irritabilité, *s. f.* Mouvement ou contraction qui se remarque dans certaines parties des corps organisés, et qui a lieu, lorsqu'elles sont touchées, piquées ou irritées d'une manière quelconque, sans qu'il y ait pour cela de douleur ni même de vie ; cela se voit, par exemple, dans des couleuvres mortes.

Irritable, *adj*. Qui est doué d'irritabilité, c'est-à-dire, qui se meut, se contracte ou se retire, lorsqu'on le touche ou qu'on l'irrite d'une certaine manière.

L.

Lacis, *s. m.* Espèce de filet, ou ce qui est fait en forme de filet.

Lacrymal, ale, *adj*. Qui appartient ou qui a rapport aux larmes.

Latéral, ale, *adj*. Qui est sur le côté d'une chose, ou qui appartient à ce côté.

Le Cat (*Claude-Nicolas*), *n. p.* Nâquit, en 1700, à Blancourt, département de la Somme. Il fut d'abord ecclésiastique, et ensuite chirurgien en chef de l'Hôtel-Dieu de Rouen. Il fit plusieurs ouvrages fort estimés, parmi lesquels on remarque son *Traité des sens*. Il mourut en 1768.

Lenticulaire, *adj.* Qui ressemble à une lentille.

Lexicographe, *s. m.* Auteur d'un Dictionnaire ou Lexique ; car ces deux mots s'emploient assez souvent l'un pour l'autre.

Ligament, *s. m.* Bande, cordon, ou corps souple, compacte, difficile à rompre et à déchirer, et qui prête difficilement lorsqu'on le tire.

Ligamenteux, **euse**, *adj.* Qui a des ligamens, qui tient de la nature du ligament, ou qui sert de ligament.

Lobe, *s. m.* Cela se dit, en général, des deux parties qui composent le corps de certaines graines ou de certains fruits ; et, en anatomie, des portions de quelques viscères ou de quelques corps divisés naturellement en deux ou plusieurs parties.

Lobule, *s. m.* Petit lobe.

Loupe, *s. f.* Tumeur ronde, dure, et plus ou moins grosse, qui vient quelquefois à la tête ou au cou, rarement ailleurs.

Lunule, *s. f.* Ce qui a la forme d'un croissant.

Lymphatique. *adj.* Qui appartient ou qui a rapport à la lymphe.

Lymphe, *s f.* Humeur ou eau limpide, sans odeur ni saveur, qui se sépare de la masse du sang, et se coagule ou s'épaissit par l'évaporation.

M.

Mamelon, *s. m.* Petite mamelle, ou le bout des

mamelles ; c'est aussi une petite éminence sur la peau ou dans l'intérieur de la peau.

MASTICATION , *s. f.* Action par laquelle les alimens sont mâchés ou brisés par les dents, et en même tems imbibés de salive, ce qui les rend plus propres à la digestion. (Voyez *Salive.*)

MÉCANIQUE , *s. f.* Science qui fait partie des mathématiques , et qui enseigne les lois du mouvement, de l'équilibre et de la force des corps.

MÉDIAN , ANÉ , *adj.* Qui est au milieu de quelque partie.

MÉDULLAIRE , *adj.* Qui tient de la moëlle , ou qui appartient à la moëlle.

MEMBRANE , *s. f.* Espèce de parchemin plus ou moins fort , et plus ou moins tendu , composé de fibres rangées diversement les unes à côté des autres , en forme de toile.

MEMBRANEUX , EUSE , *adj.* Qui tient de la nature de la membrane.

MENSTRUEL , ELLE , *adj.* Qui arrive tous les mois.

MICROSCOPE , *s. m.* Instrument qui augmente considérablement la grandeur et la forme des objets , par le moyen d'un ou de plusieurs verres placés les uns au dessus des autres.

MOLÉCULE , *s. f.* Petit corps , petite masse , ou petite portion de quelque chose.

MOLASSE , *adj.* Qui a peu de consistance , ou qui est mou au toucher.

MOYEN , ENNE , *adj.* Qui se trouve entre deux choses ou dans le milieu de quelque partie.

Mucus, *s. m.* Humeur blanchâtre, épaisse, et plus ou moins glaireuse, qu'on nomme vulgairement la morve.

Muqueux, euse, *adj.* Qni tient de la nature du mucus, ou qui est semblable à du blanc d'œuf.

Muscle, *s. m.* Masse plus ou moins rouge et épaisse, et qui est tout ce qu'on nomme chair dans le langage familier.

Musculeux, euse, *adj.* Qui est chargé de muscles, ou qui tient de la nature du muscle.

N.

Néographique, *adj.* Qui a rapport à une nouvelle manière d'écrire et d'orthographier les mots.

Nerf , *s. m.* Cordon blanchâtre plus ou moins gros, qui part du cerveau en général et de la moelle épinière, et qui se distribue dans toutes les parties du corps.

Nerveux, euse, *adj.* Qui est plein de nerfs, ou qui est de la nature des nerfs.

Nutritif , ive , *adj.* Qui est propre à la nourriture du corps.

Nutrition , *s. f.* Fonction de la Nature par laquelle le corps se répare, en prenant les sucs nourriciers que renferment les alimens.

O.

Obliquement , *adv.* De biais, ou plus d'un côté que d'un autre.

Obliquité, *s. f.* État d'une chose qui penche plus d'un côté que d'un autre.

Oblong, ongue, *adj.* Qui est plus long que large.

Olfactif, ive, *adj.* Qui appartient ou qui a rapport à l'odorat. C'est aussi le nom qu'on donne aux nerfs qui se répandent dans les parties internes du nez, pour les sensations de l'odorat.

Onctueux, euse, *adj.* Qui est gras et comme de l'huile.

Orbite, *s. f.* Cavité ou creux circulaire des os de la tête, dans lequel se trouve chacun des deux yeux.

Organe, *s. m.* Partie quelconque du corps animal, propre à quelque fonction particulière ou à l'usage pour lequel la Nature l'a destinée.

Organisé, ée, *adj.* Qui a des organes, ou qui est composé de différentes parties toutes propres à quelques fonctions particulières ou communes, selon que les organes sont un ou plusieurs de même espèce.

Orgasme, *s. m.* Effervescence, agitation ou irritation des humeurs, et se dit principalement lorsqu'il s'agit du coït, c'est-à-dire, de l'acte de la génération.

Orifice, *s. m.* Ouverture qui sert d'entrée dans quelque partie, ou de sortie hors de quelque partie d'un corps.

Osseux, euse, *adj.* Qui est de la nature de l'os, ou qui a raport à l'os.

Ossifié, ée, *adj.* Qui s'est converti en os.

Ostéologique, *adj.* Qui a rapport à l'ostéologie ou à la partie de l'anatomie qui traite des os.

Ovaire , *s. m.* Petit corps ovale situé dans l'intérieur du corps de la femme. Chaque femme a deux ovaires qui lui tiennent lieu de testicules. Les ovaires sont composés d'un grand nombre de petites glandes, ce qui a porté les modernes à leur donner le nom qu'ils ont aujourd'hui.

Ovalaire , *adj.* Qui a la forme d'un sphéroïde ou d'une boule un peu allongée.

Ovale , *s. m.* Figure plate ou espace limité par une seule ligne, laquelle peut se concevoir sous la forme d'une circonférence de cercle qui aurait été un peu allongée.

P.

Pavillon , *s. m.* Tout ce qui ressemble à l'extrémité évasée d'une trompette ou d'un cor.

Pédicule ou Pédoncule , *s. m.* Petit pied, petite queue qui soutient une fleur ou un fruit : le brin qui supporte une feuille se nomme Pétiole.

Pellicule , *s. f.* Petite peau très-mince et très-délicate

Pendeloque , *s. f.* La masse de chair qui pend devant le bec d'un coq-d'inde, *ou*, en général, tout ce qui pend ordinairement en forme de poire , soit aux lustres, soit aux boucles d'oreilles, etc.

Perception , *s. f.* Action de sentir ou de comprendre la nature , les qualités et les formes des objets.

Phallus ou Phallum, *s. m.* et *n. p.* (*Voyez Priape.*)

Phlébotomie , *s. m.* L'art de la saignée , lequel

consiste

consiste à ouvrir adroitement et à propos une veine, avec une lancette, pour en tirer plus ou moins de sang, selon que cela est nécessaire au rétablissement ou à l'entretien de la santé. La Phlébotomie est aussi une partie de l'anatomie qui a pour objet la dissection des veines.

PHONIQUE, *adj*. Qui a rapport au son.

PHYSICIEN, *s. m.* Celui qui est instruit dans la science des causes et des effets des choses, je veux dire, de ce qui se voit ou de ce qui arrive dans la Nature.

PHYSIOLOGIE, *s. f.* Science qui considère l'homme ou qui traite de l'homme dans l'état de santé. Cette science est la même que celle qui traite de l'économie animale, ou de l'usage des différentes parties du corps dans l'état de vie.

PHYSIOLOGISTE, *s. m.* Celui qui est auteur d'un ouvrage de physiologie, ou celui qui enseigne la physiologie.

PHYSIQUE, *s. f.* Science des propriétés des corps, de leurs phénomènes et de leurs effets, ou de ce qui est possible en vertu de leurs forces et de leurs différentes affections.

PINÉAL, ALE, *adj*. Qui ressemble à une pomme de pin.

PORE, *s. m.* Petit trou, ouverture imperceptible de la peau, par où sort la matière de l'insensible transpiration.

POSTÉRIEUR, EURE, *adj*. Qui est par derrière, ou qui est opposé à l'antérieur.

POULS, *s. m.* Battement d'une artère quelconque.

L

Mais on donne particulièrement ce nom à un battement qui se fait sentir sous le poignet, parce qu'il est plus fort en cet endroit que par-tout ailleurs.

POUMON, *s. m.* Organe ou partie principale de la respiration. Cet organe, d'un volume considérable, quoique très-léger, est renfermé dans la poitrine, et est divisé en deux masses, l'une à gauche, l'autre à droite, et c'est à cause de cela, qu'on dit les poumons.

PRIAPE, *n. p.* Nom d'un Dieu de la Mythologie, qu'on représentait en forme de terme, (c'est-à-dire, sans bras ni jambes,) avec tous les attributs symboliques de la réparation ou de la génération ; savoir : des cornes de bouc, des oreilles de chèvre, une couronne de feuilles de vigne ou de laurier sur la tête, presque toujours de la barbe, et très-souvent un membre viril considérable. Il était le Dieu des jardins, des champs, et se désignait encore quelquefois sous le nom de Phallus ou Phallum. Nous avons tous accoutumé de rire, quand on nous parle de ce Dieu. Mais ceux qui jugent sainement des choses, rient, non pas de l'image simple et naturelle, sous laquelle il était représenté ; ils rient de l'ignorance des hommes. Dans la haute antiquité, la statue de Priape, ou plutôt le Phallus, fut toujours une image hyéroglifique du Fécondateur suprême ou de l'Eternel. (En se dégageant de tout préjugé,) si l'on peut représenter la Divinité sous l'emblème d'un Œil ouvert, pour exprimer *Celui qui voit*, le *Deus totus visus* ; pourquoi ne pourrait-on pas la représenter sous la sculpture d'un Phallus, pour exprimer *Celui qui en-*

gendre ou qui produit? Tout, dans les ouvrages du Créateur, n'est-il pas également bon, beau, admirable et parfait? Convenons cependant que l'une et l'autre manière sont absurdes et insensées. Car « le Dieu tout » puissant n'a aucune figure, ni aucune ressemblance; » l'adoration des images est l'abomination de la déso- » tion. » (*Deutéronome.*) Jusqu'à quand faudra-t-il le répéter aux hommes; aux hommes, qui semblent se plaire dans l'abrutissement de leurs préjugés, et qui ne veulent point comprendre qu'ils sont les jouets de la plus insigne impudence? Encore une fois : *Dieu ne peut être representé, ni figuré; le culte des images est un culte abominable.* Voilà ce que je ne cesserai de crier, dans les rues, dans les places publiques, et, comme on dit, jusque sur les toits.

Prolifique, *adj.* Qui est propre à la génération.

Propagation, *s. f.* Multiplication des animaux par la voie de la génération.

Proportionné, ée, *adj.* Qui est bien fait, ou qui est fait de manière que toutes les parties qui le composent ont une belle convenance entr'elles.

Proportionnel, elle, *adj.* Terme de mathématiques, qui se dit d'une ou de plusieurs choses comparées à d'autres de même genre, et dont on considère le rapport.

Puberté, *s. f.* Etat physique des garçons à l'âge d'environ quatorze ans, et des filles à l'âge d'environ douze ans : c'est le tems ou les deux sexes peuvent s'unir par les liens du mariage.

Pudor, oris, *s. m.* Mot latin qui veut dire pudeur, chasteté : *sinus pudoris*, la cavité ou le siége de la pudeur.

Pulsation, *s. f.* Battement des artères.

Pulsifique, *adj.* Qui appartient ou qui a rapport au pouls.

Pyramidal, ale, *adj.* Qui a la figure d'une pyramide, c'est-à-dire, qui est large et d'une forme quelconque par un bout, et qui se termine en pointe par l'autre.

R.

Ramification, *s. f.* Division d'une tige en plusieurs rameaux.

Rarefié, ée, *adj.* Qui a acquis une plus grande étendue, sans avoir augmenté en matière.

Rayon, *s. m.* Ligne droite qui va du centre ou du milieu d'un cercle ou d'un rond, à la ligne courbe qui le termine. C'est sous ce rapport qu'on dit les rayons d'une roue. Mais on nomme rayon visuel, ou rayon sonore, une ligne qu'on imagine partir d'un objet aperçu vers l'œil, ou d'un objet frappé vers l'oreille.

Récrément, *s. m.* Toute matière, toute humeur qui, séparée de la masse du sang, doit ou peut y rentrer, pour être employée à un usage quelconque ; comme la bile, la salive, etc. Les récrémens ne sont donc pas la même chose que les excrémens, puisque ceux-ci se séparent du sang , uniquement pour être expulsés comme inutiles ; tels sont le mucus , la sueur , les crachats , etc.

RÉCRÉMENTIEL, ELLE, *adj.* Qui tient de la nature du récrément.

RÉFLÉCHI, IE, *adj.* Qui est renvoyé ou repoussé par un corps sur lequel il tombe.

RÉFLÉCHIR, *v. a.* Renvoyer , repousser.

RÉFLEXION, *s. f.* Retour ou renvoi d'une ligne ou d'un objet qui est venu tomber sur un corps , sans avoir pu le traverser ni le pénétrer.

RÈGLES, *s. f. plur.* Ecoulement de sang par les parties naturelles de la femme ; cet écoulement est ainsi nommé, parce qu'il arrive régulièrement tous les mois , à moins que la femme ne soit grosse , nourrice , etc.

RÉSEAU, *s. m.* Petit filet , petit rets.

RÉSIDU, *s. m.* Ce qui reste de plus grossier après avoir pressuré ou décomposé une chose.

RESPECTIF, IVE, *adj.* Qui est relatif, qui appartient ou qui est particulièrement propre à une chose.

RESPIRATION, *s. f.* Mouvement de la poitrine ou des poumons , par le moyen duquel l'air entre et sort par le larynx. La respiration commence par l'inspiration et finit par l'expiration. (Voyez ces deux mots.)

RÉTICULAIRE, *adj.* Qui ressemble à un réseau ou à un petit rets.

ROTATION, *s. f.* Mouvement en roue , ou mouvement par lequel certaine chose tourne comme sur un pivot.

S.

Sabatier, *n. p.* Auteur moderne qui a fait un cours complet d'anatomie, sous ce titre : *Traité complet d'anatomie ou Description de toutes les parties du corps humain.* Cet ouvrage est fort estimé.

Salivaire, *adj.* Qui a rapport à la salive.

Salive, *s. f.* Humeur aqueuse extraite du sang, et qui tombe des glandes salivaires dans la bouche. On croit généralement que la salive, mélée avec les alimens, occasionne un commencement de fermentation et facilite la digestion. Quelques physiciens modernes ont eu un sentiment tout opposé et ont prétendu qu'elle a la propriété d'empêcher et de ralentir la putréfaction ; mais leur raisonnement me paraît vicieux. Il ne faut pas confondre la salive avec les crachats. (Voyez ce dernier mot.)

Sanguin, **ine**, *adj.* Qui a rapport au sang, ou qui est plein de sang.

Sanguinolent, **ente**, *adj.* Qui est teint ou couvert de sang.

Savoureux, **euse.** *adj.* Qui a de la saveur ou du goût.

Sébacé, **ée**, *adj.* Qui tient de la nature du suif, ou qui ressemble à du suif.

Secrétion, *s. f.* Filtration ou séparation de quelque liqueur mélée avec le sang.

Secrétoire, *adj.* Qui sépare quelque humeur de la masse du sang, et qui la dépose, soit dans quelque partie intérieure, soit dans quelque glande, soit dans quelque vaisseau excrétoire.

Segment, *s. m.* Portion plus ou moins grande d'un cercle ou d'un rond, et même d'une sphère ou d'une boule : dans le premier cas, c'est un segment de cercle; dans le second, c'est un segment sphérique.

Semi-lunaire, *adj.* Qui ressemble à la moitié d'une lune ou d'un cercle.

Séminal, ale, *adj.* Qui a rapport à la semence.

Sénèque (*Lucius-Annoeus*), *n. p.* Fils de Sénèque, orateur et chevalier romain, naquit à Cordoue, ville considérable d'Espagne, vers l'an 8 de l'ère chrétienne. Il fut élevé dans l'éloquence par son père, et dans la philosophie par Socion et Photin. Etant parvenu à l'âge d'adolescence, il se rendit à Rome, sur la fin du règne d'Auguste. Il se distingua d'abord au barreau, sous Tibère et sous les premières années du règne de Caligula. Mais ses plaidoyers ayant excité la jalousie de ce dernier prince, il crut prudent d'abandonner cette carrière, et de s'adonner à la philosophie. Ses parens, plus occupés de ses intérêts et de sa gloire que lui-même, le firent nommer Questeur. Peu après, accusé par l'infâme Messaline, épouse de Claude, d'avoir eu un commerce illicite avec la nièce de cet empereur, il fut exilé et envoyé dans l'île de Corse, où il demeura oublié pendant environ 8 ans. Après la mort de Messaline, Agrippine, seconde femme de Claude, le rappela à Rome, pour le charger de l'éducation de son fils Néron, qui était destiné à l'empire. Outre cette charge, il exerça encore la Préture, c'est-à-dire, qu'il fut Gouverneur de province. Lorsque le jeune Néron monta sur le trône, Sénèque ne tarda pas à cesser ses fonctions d'instituteur, pour prendre celles de Ministre. Dans cette nouvelle place, les Romains lui durent d'avoir enchaîné ce jeune prince, l'espace de près de 4 ans. Mais enfin le tigre rompit tout-à-coup ses liens ; et, ne voulant plus, ni recevoir les conseils du philosophe, ni supporter sa censure, il ne lui parla plus qu'en maître, il s'éloigna même avec dédain de son intimité. Sénèque, persuadé que rien ne pourrait plus contenir Néron dans ses excès et dans ses crimes, demanda sa retraite et l'obtint. L'empereur alors forma le projet de lui ôter la vie. Il chargea un des propres affranchis de Sénèque, nommé Cléonite, d'empoisonner ce philosophe. Si cet attentat n'eut pas son exécution, c'est que Sénèque ne se nourrissoit plus que de fruits cueillis de ses propres mains, et ne se désaltérait plus qu'à l'eau courante des ruisseaux. Néron, pour venir à bout de son dessein, l'enveloppa dans la conjuration de Pison, et le proscrivit avec tous les conjurés. C'est dans cette célèbre conjuration que le poëte Lucain, (cet infortuné !) croyant se sauver la vie, eut la faiblesse de dénoncer sa propre mère. Ils périrent l'un et l'autre ; la mère, en gémissant de la lâcheté ou du crime de son fils, et le fils en se reprochant d'avoir causé la mort de sa mère. Quant à Sénèque, il eut la liberté de choisir le genre de mort qui lui conviendrait le mieux, et il se fit ouvrir les veines. Mais son sang ne coulant pas assez vîte à son gré, il but du poison, et se fit mettre dans un bain chaud dont la

vapeur

vapeur l'étouffa. C'es ainsi que mourut ce philosophe, âgé d'environ 53 ans, la huitième année du règne de Néron. Avant sa mort, le Centurion lui ayant refusé de disposer de ses biens en faveur de ses amis, il se tourna vers ceux d'entr'eux qui étaient présens, et il leur dit : « Le seul legs que je vous laisserai donc, » ce sera le tableau de ma vie : conservez-le par amour » pour le bien, et par goût pour les choses honnêtes. » Ensuite il expira. Sénèque a fait un grand nombre d'ouvrages, qui lui ont tous acquis une très-grande célébrité. Les principaux sont : 1°. Lettres à Lucilius ; 2°. Des Bienfaits ; 3°. Consolation à Marcia ; 4°. De la Colère ; 5°. De la Clémence ; 6°. De la Providence ; 7°. De la Tranquillité de l'âme ; 8°. De la Vie heureuse ; 9°. Du Loisir du sage ; 10°. Consolation à Helvia ; 11°. De la Briéveté de la vie ; 12°. De la constance du sage ; 13°. Epigrammes ; 14°. Questions naturelles ; 15°. et 16°. On lui attribue la Consolation à Polybe et l'Apocoloquintose, ouvrages médiocres ou indignes de lui. On a dit de ce grand homme : *Il a écrit, il a vécu, et il est mort en sage.*

Je ne doute pas que cet article ne paraisse un peu long à certaines personnes ; mais j'avais besoin de soulager et de satisfaire mon cœur. J'ai voulu déchirer le voile du mensonge et de la calomnie, dont les auteurs d'un soi-disant *Dictionnaire philosophique*, avaient osé couvrir l'image de l'innocence et de la vertu. Hélas ! n'y a-t-il pas assez de méchans, de perfides, d'âmes viles et corrompues, n'y a-t-il pas assez de monstres

M

sur la terre, sans supposer tels ceux qui doivent nous servir d'exemples, dans toutes les circonstances de notre vie ? Honorons un Juste (*) quand l'Eternel en fait naître un parmi nous ; puisqu'il n'est que trop vrai, (comme le dit Virgile,) que la perversité des hommes est telle, qu'on ne sait à qui se fier, *nusquam tuta fides.* (*Æneid. lib.* 4, *v.* 373.

SÉROSITÉ, *s. f.* Portion la plus claire, la plus limpide et la plus considérable de la masse du sang.

SÉSAME, *s. m.* Petite graine à-peu-près semblable au millet.

SIÈGE, *s. m.* Emplacement ou lieu de la résidence d'une chose.

SINUS, *s. m.* Mot tiré du latin et qui veut dire, en général, une cavité dont l'entrée est étroite et le fond évasé.

SOUPAPE ou VALVULE, *s. f.* Espèce de petite porte qui s'ouvre dans un conduit ou à l'entrée d'une cavité quelconque, pour donner passage, dans un certain sens, à une liqueur ou à toute autre matière qui doit y passer ; mais qui se referme sur-le-champ, si cette liqueur, si cette matière veut revenir sur elle-même, ou si un

---

(*) La Justice : voilà toute la sagesse à laquelle la Nature nous permet de prétendre. L'homme juste est l'homme parfait, (de la perfection humaine.) Heureux celui qui garde cette maxime dans son cœur, qui y voit le code d'une morale aussi douce que vraie, et qui croit que toute vertu qui n'est pas un acte de justice, n'est qu'une bizarre production de quelque cerveau brûlé, un Etre de raison, une chimère.

corps étranger veut s'introduire en sens contraire dans le canal ou dans la cavité.

Sperme, *s. m.* Semence dont tout animal est engendré.

Sphérique, *adj.* Qui a une forme parfaitement ronde, comme une boule.

Splanchnologie, *s. f.* Science qui traite des viscères.

Spongieux, **euse**, *adj.* Qui tient de la nature de l'éponge, ou qui ressemble à une éponge.

Substance, *s. f.* Ce qui constitue la nature d'une chose, d'un corps ou d'un Être en général.

Suinter, *v. n.* Sortir ou s'écouler presque imperceptiblement.

Système, *s. m.* Assemblage de suppositions et de conséquences qui forment, dans leurs différens rapports, un tout vraisemblable, mais qui ne donne jamais la certitude : s'il y avait certitude, ce ne serait plus un système, ce serait une vérité. Ce mot a plusieurs autres acceptions qui sont hors de notre sujet. Je ne sais si chacun approuvera l'auteur de la Philosophie de la Nature, d'avoir dit, qu'*en général, un système ne prouve rien, si ce n'est l'esprit de son auteur.* Mais je crois que tous les hommes sensés penseront, comme Villeterque, auteur des Veillées philosophiques, qu'on *ne peut trop donner d'éloges au créateur savant et hardi d'un système quelconque ; les vraisemblances dont il faut l'étayer étant quelquefois plus difficiles a découvrir que la vérité qui pourrait le détruire, et consolant aussi de*

M 2

l'impossibilité de la connaître. Quoi qu'il en soit, ne nous défions pas trop de l'esprit de système, et ne croyons pas que , lorsque nous sommes dans le sentier de la vérité , il nous empêche toujours de la découvrir et de la posséder. Persuadons-nous, au contraire, que, dans toutes nos recherches, plus les pièces de l'échafaudage sur lequel il faudra nous élever, pour apercevoir et approfondir le vrai, auront été multipliées par différens hommes, et plus nous serons près de toucher au but. Où en serions-nous, dans toutes nos connaissances, sans les conjectures et les systémes de nos ancêtres ?

T.

TACT , *s. m.* Sens particulier dont le siège est dans le bout des doigts. Il ne faut pas confondre le tact avec le toucher , qui est un sens universel , et dont il n'y a aucune partie du corps qui soit dépourvue.

TACTIL , ILE , *adj.* Qui peut se toucher, ou dont on peut avoir une connaissance par le toucher.

TALUS , *s. m.* Inclinaison , pente , ou tout ce qui étant plat va en penchant.

TECHNIQUE , *adj.* Qui est affecté aux arts et aux sciences , ou qui entre dans le langage propre des arts et des sciences.

TÉGUMENT , *s. m.* Se dit de toutes les membranes ou de toutes les peaux qui couvrent et qui enveloppent quelque partie de l'animal.

Tendineux , euse , *adj.* Qui a rapport au tendon, ou qui tient de la nature du tendon.

Tendon , *s. m.* Partie dure et blanchâtre qui termine en général tous les muscles, c'est-à-dire, toutes les portions de chair qui composent le corps de l'animal.

Tension , *s. f.* Etat de ce qui est allongé, raidi ou tendu. (Voyez *Extension.*)

Tissu , *s. m.* Entrelacement des parties d'un tout en forme de toile.

Transparence , *s. f.* Qualité des corps au travers desquels on aperçoit les objets, tels que le verre, la corne, etc. On doit dire d'un corps au travers duquel passe la lumière, *il est diaphane ;* et du même corps au travers duquel on voit les objets, *il est transparent.* Ainsi ce qui est diaphane n'est pas transparent, mais ce qui est transparent est toujours diaphane.

Transpiration , *s. f.* Evacuation de l'humeur subtile qui s'exhale, en vapeur, de toute la superficie du corps : on dit, insensible transpiration ou transpiration insensible, parce que les yeux ne peuvent l'apercevoir, sans quelque précaution. On croit généralement que plus de la moitié des alimens se dissipent par la transpiration insensible, c'est-à-dire, que, sur une certaine quantité de nourriture, il y en a cinq huitièmes qui se perdent par la transpiration, et qu'il n'en reste que trois huitièmes, tant pour la nutrition, que pour toutes les autres évacuations sensibles, telles que celles du nez, des oreilles, des intestins, etc. La sueur, qui ne provient toujours que d'une transpiration trop abondante, se désigne assez souvent, à cause de cela, sous le nom de transpiration sensible. Il y en a qui prétendent qu'elle rougit quelquefois le papier bleu.

Transversal, ale, *adj*. Qui va de gauche à droite ou de droite à gauche.

Triangulaire, *adj*. Qui a trois angles ou trois pointes.

Tubercule, *s. m.* Petite tumeur, petite bosse ou petite éminence.

Tunique, *s. f.* Enveloppe ou peau extrêmement mince et délicate.

V.

Vaisseau, *s. m.* Conduit du corps animal, renfermant un fluide quelconque.

Vasculaire, *adj*. Qui est rempli de vaisseaux, ou qui est formé de vaisseaux.

Veine, *s. f.* Conduit qui rapporte au cœur le sang que les artères distribuent dans toutes les parties du corps : les artères et les veines se réunissent donc par leurs plus petites extrémités.

Vénérien, ienne, *adj*. Qui a rapport à l'accouplement de l'homme avec la femme, pour la génération.

Vermeil, eille, *adj*. Qui est d'un rouge éclatant.

Vertébral, ale, *adj*. Qui appartient ou qui a rapport aux vertèbres.

Vésiculeux, euse *adj*. Qui est plein ou qui est composé de vésicules ou de petites vessies.

Vibration, *s. f.* Mouvement d'un corps qui va et vient sur lui-même.

Virginité, *s. f.* Vertu morale, idéale ou de convention ; état d'une personne mâle ou femelle, mais sur-tout d'une fille, dans une entière pureté. Pour être vierge, (à la rigueur du terme,) il ne suffit pas de n'avoir eu aucun commerce avec une personne d'un autre sexe, il faut encore n'avoir jamais souillé son corps par aucun attouchement ni aucun acte obscène.

Viscère, *s. m.* Partie de l'animal renfermée dans une des trois grandes cavités du corps, qui sont celles du crâne, de la poitrine, et du bas-ventre. Les principaux viscères sont : dans le crâne, le cerveau ; dans la poitrine, le cœur et les poumons ; dans le bas-ventre, l'estomac, les intestins, le foie, la vésicule du fiel (ou la petite vessie qui contient le fiel), la rate, les reins, les uretères, la vessie, la matrice et les ovaires, (ces deux dernières chez les femmes.) Nous en omettons quelques-uns peu considérables, parce qu'ils sont les moins importans à connaître, et qu'il n'en a point été question dans le cours de cet ouvrage.

Visqueux, **euse**, *adj.* Qui est gluant.

Vital, **ale**, *adj.* Qui a rapport à la vie, qui donne ou entretient la vie.

W.

Winslow (*Jacques-Bénigne*), *n. p.* Fils d'un ministre luthérien, nâquit, en 1669, à Odensée, ville de Danemarck. Il fut médecin de la faculté de Paris, et passa pour un des plus habiles anatomistes de la France. Il a fait un cours complet d'anatomie, sous ce titre : *Exposition anatomique du corps humain*. Il mourut, en 1760, âgé de 91 ans, avec la réputation d'un parfait honnête homme.

Fin du Dictionnaire et de l'Ouvrage.

FAUTES LES PLUS ESSENTIELLES

A CORRIGER.

NOTA. Nous ne répéterons pas les corrections des fautes purement typographiques qui ne changent rien au sens du discours, et qui ne se trouvent multipliées dans ce Traité que parce que les hommes quittent difficilement leurs anciens usages.

Page 4, ligne 6, *mettez une virgule, au lieu du point et de la virgule, après* Abrégé d'Anthropographie.

P. 6, lig. 2, *sûrement, lisez* sûremeut.

Même page, lig. 14, Partie chévelue, *lisez* Partie chevelue.

P. 7, lig. 10, *De la Partie chevelue, lisez* DE LA PARTIE CHEVELUE.

P. 8, lig. 2 et 3, au-dessus, *lisez* au dessus. *Il ne faut point de tiret, non plus qu'au mot* au dessous, *(quoi qu'en dise le nouveau Dictionnaire de l'Académie,) parce qu'on n'en met point aux mots :* le dessus, le dessous, du dessus, du dessous. *Les Editeurs de ce Dictionnaire, sont les cit.* De Wailly, Sélis *et* Suard. *Le citoyen* De Wailly *va en donner incessamment un* Abrégé.

Même page, lig. 6, *mettez une virgule, au lieu du point et de la virgule, après* la Fontanelle.

P. 10, lig. 22, aussi-bien, *lisez* aussi bien. *Il ne faut point de tiret, parce que l'analyse démontre que, dans tous les cas, ce mot ou ces deux mots doivent s'écrire de la même manière que* aussi mal. *Si les Editeurs du nouveau Dictionnaire de l'Académie prétendent que* aussi bien *que n'offrent à l'esprit qu'un seul mot, on leur répondra : écrivez donc* aussi-bien-que, *afin d'être conséquent avec vous-mêmes.*

P. 11, lig. 1, jusques, *lisez* jusque.

Même page, lig. 16, extrêmité, *lisez* extrémité.

Ibid, lig. 18, d*esposer, *lisez* d'exposer.

N

P. 12, lig. 2, *De la Face ou du Visage*, *lisez* DE LA FACE OU DU VISAGE.

Même page, lig. 7, l'ouie, *lisez* l'ouïe.

P. 13, lig. 21, à-la-fois, *lisez* à la fois.

P. 14, lig. 21, *mettez une virgule après* l'obscurité.

P. 23, lig. 5, au-dehors, *lisez* au dehors. *Il ne faut point de tiret, non plus qu'au mot* au dedans, *parce qu'on n'en met point aux mots :* le dehors, le dedans, du dehors, du dedans.

P. 25, lig. 20, l'Epine, *lisez* l'Épine. *Faites la même correction à tous les* E *majuscules qui devront être affectés d'un accent aigu.*

P. 28, lig. 5, et en même-tems, *lisez* et en même tems.

P. 35, lig. 5, Ia plus mince, *lisez* la plus mince.

P. 36, lig. 21, immédiattement, *lisez* immédiatement.

P. 41, lig. 22, au-devant, *lisez* au devant. *Il ne faut point de tiret, parce qu'on n'en met point au mot* au derrière, *ni aux mots :* le devant, le derrière, du devant, du derrière.

P. 42, lig. 23, *Mettez une virgule après* l'œsophage.

P. 47, lig. 20, méchanisme, *lisez* mécanisme.

P. 49, lig. 24, *Mettez une virgule, au lieu du point et de la virgule, après* tragus.

P. 50, lig. 20 et 21, Boé-rhaave, *lisez* Boër-haave.

P. 53, lig. 24, *Mettez une virgule après* même.

P. 56, lig. 2, *Fermez la parenthèse après* menton.

Même page, lig. 5, simplemént, *lisez*, simplement.

Ibid, lig. 6, *Mettez une virgule, au lieu du point et de la virgule, après* Gorge.

P. 57, lig. 10, *Mettez une virgule après* remarquable.

P. 59, lig. 9, mamelon, *lisez* Mamelon.

P. 65, lig. 8, l'orgasmevénérien, *lisez* l'orgasme vénérien.

Même page, lig. 13, *Mettez une virgule après* sperme.

P. 76, lig. 12, *Mettez une virgule après* et.

P. 77, lig. 19, vertebral, *lisez* vertébral.

P. 80, lig. 3, *Mettez un point et une virgule, au lieu de la virgule, après* cerveau.

Même page, lig. 11, *Mettez deux points, au lieu de la virgule, après* l'Esprit.

P. 84, lig. 20, saignée, *lisez* Saignée.

P. 90, lig. 15, en-dessus, *lisez* en dessus. *Il ne faut point de tiret, non plus qu'aux mots :* en dessous, en dedans, en dehors, *parce qu'on n'en met point aux mots :* en haut, en bas, en avant, en arrière.

P. 91, lig. 21, *Supprimez la* |virgule *qui est après* l'aine.

P. 93, lig. 2, *au lieu de* cela, *on peut lire* cette sensibilité.

P. 96, lig. 11, celle, *lisez* celles.

Même page, lig. 18, orteil, *lisez* Orteil.

P. 99, lig. 14, *mettez une virgule après* fœtus.

P. 105, lig. 6, à la paume de la main, *lisez* à la paume des mains.

P. 107, lig. 16, *après le mot* bouche, *ajoutez*, et qu'on nomme aussi Surdents.

Même page, lig. 19, stermun, *lisez* sternum.

P. 111, lig. 14, peu-à-peu, *lisez* peu à peu.

P. 113, lig. 16, *Mettez un point après* naturel.

P. 116, lig. 7, *Mettez une virgule, avant et après* pardevant les Tribunaux, *et lisez* par devant.

P. 118, lig. 4, susbtantif, *lisez* substantif.

P. 121, lig. 20, *Après l'Ode anacréontique, ajoutez :* Voilà la morale naturelle, telle qu'elle était chantée par Anacréon. Moi, je ne prétends ni l'approuver, ni la désapprouver, ni entrer dans aucune discussion sur ce sujet. Chacun a assez de lumières, en ne consultant que sa propre raison, pour porter un jugement sain et vrai sur cette doctrine. (*Note oubliée.*)

P. 122, lig. 16, par-devant, *lisez* par devant. *Il ne faut point de tiret, non plus qu'aux mots :* par derrière, par dessus, par dessous, *parce qu'on n'en met point aux mots :* par haut, par bas, par côtés.

P. 126, lig. 7, *mettez une virgule après* Nâquit.

Même page, lig. 22, *mettez une virgule après* cartilage.

P. 127, lig. 8, Cérumen, *lisez* Cérumèn.

Même page, lig. 9, cérumen, *lisez* cérumèn.

P. 131, lig. 5, *mettez une virgule après* Né.

Même page , lig. 24 , corps quelconque , *lisez* un corps quelconque.

P. 132 , lig. 25 , Qui s'est élevé , *lisez* Qui est élevé.

P. 133 , lig. 3 , des arts des métiers , *lisez* des arts et des métiers.

P. 141 , lig. 29 , dans l e milieu , *lisez* dans le milieu.

P. 143 , lig. 2 , d un côté , *lisez* d'un côté.

Même page , lig. 26 , raport , *lisez* rapport.

P. 144 , lig. 4 , *après le mot* glandes , *ajoutez* assez semblables à de petits œufs.

Même page , lig. 17 , fenille , *lisez* feuille.

P. 146 , lig. 21 , *supprimez la virgule qui est après* naturelle.

P. 149 , lig. 27 , roue , *lisez* rond.

Même page , lig. 28 , parl equel , *lisez* par lequel.

P. 150 , lig. 11 , *mettez une virgule après* opposé.